PRAXIS ideen
Schriftenreihe für Bewegung, Spiel und Sport

Bewegungskompetenzen

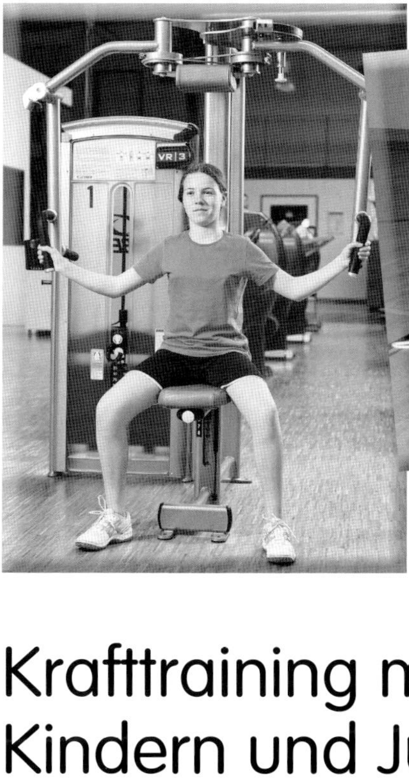

Krafttraining mit Kindern und Jugendlichen

Theoretische Grundlagen und praktische Umsetzung

Thomas Mühlbauer / Ralf Roth / Armin Kibele /
David G. Behm / Urs Granacher

hofmann.

Bibliografische Information der Deutschen Nationalbibliothek
Die Deutsche Nationalbibliothek verzeichnet diese Publikation in der Deutschen Nationalbibliografie; detaillierte bibliografische Daten sind im Internet über http://dnb.d-nb.de abrufbar.

Bestellnummer 2581

Fotos: Dominique Ernst, Ralf Roth

Erschienen als Band 58
der PRAXISIDEEN – Schriftenreihe für Bewegung, Spiel und Sport.

Grafik, Layout und Satz: consekwent, Konzepte für Print und Web.

Druck und Verarbeitung: Media-Print Informationstechnologie GmbH, Paderborn
Printed in Germany · ISBN 978-3-7780-2581-9

INHALT

Vorwort I

Der Deutsche Olympische Sportbund (DOSB) ist mit mehr als 27,6 Millionen Mitgliedschaften in über 91 000 Vereinen und 98 Mitgliedsorganisationen die größte Personenvereinigung Deutschlands. Mit einem Anteil von mehr als zehn Millionen treiben vor allem Kinder, Jugendliche und junge Menschen in Deutschland Sport. Der Organisationsgrad der 7- bis 14-Jährigen liegt bei den Jungen bei sage und schreibe 82,4 Prozent. 63,1 Prozent der gleichaltrigen Mädchen sind im Sportverein organisiert.
Der DOSB engagiert sich mit unterschiedlichen Projekten (u. a. zur Dopingbekämpfung, Integrationsförderung, Gesundheitsbildung, zum Klima- und Umweltschutz und zur Frauenförderung) in den Handlungsfeldern Leistungssport, Sportentwicklung und Jugendsport. Darüber hinaus wirkt der DOSB gemeinsam mit der Deutschen Sportjugend (dsj) in Schulen und Jugendorganisationen. Prävention von Fehlernährung, Bewegungsmangel und Übergewicht sind wichtige Anliegen des DOSB, denen er mit qualitativ hochwertigen Sportangeboten in Sportvereinen und Schulen Rechnung trägt. Andererseits zielt der DOSB darauf ab, die Vermittlung von Bewegung, Spiel und Sport als feste Bestandteile von Bildungsleistungen der Heranwachsenden zu sichern.
Die hohe Beliebtheit kraftfördernder Bewegungs-, Spiel- und Sportangebote bei Kindern und Jugendlichen sowie die zunehmende Verbreitung vereinseigner Fitnessstudios machen Krafttraining zu einem aktuellen und wichtigen Thema. Das vorliegende Buch gibt einen Überblick über die Bedeutung von Krafttraining mit Kindern und Jugendlichen für die Kraftentwicklung sowie für das motorische und gesundheitliche Verhalten. Zudem erhalten Fachkräfte (z. B. Lehrer, Übungsleiter und Trainer) neben generellen Trainingsempfehlungen konkrete Übungsbeispiele zur Umsetzung eines Krafttrainings im Sportverein und in der Schule. Hierdurch werden sie in die Lage versetzt, Krafttraining kompetent zu vermitteln und damit einen Beitrag zur aktiven Lebensweise der Heranwachsenden zu schaffen. Die Befähigung zum aktiven Lebensstil fördern ist ein zentrales Anliegen des DOSB, denn: *Sport bewegt, immer und überall!*

Bernhard Schwank

Leistungssportdirektor des Deutschen Olympischen Sportbundes (DOSB) und Chef de Mission der Deutschen Olympiamannschaft Vancouver 2010

Vorwort II

Das Anforderungsprofil der Sportart Biathlon ist äußerst komplex und umfasst unter anderem konditionelle Fähigkeiten wie Ausdauer und Kraft sowie koordinative und kognitive Faktoren wie sie für das Schießen notwendig sind. Bereits von frühen Kindheitstagen an gilt es, die konditionell-koordinativen und kognitiven Grundlagen für den späteren sportlichen Erfolg zu schaffen. Als ehemalige Hochleistungssportlerin war mir die Bedeutung des richtigen sportlichen Trainings für den späteren Wettkampferfolg schon früh bewusst. Neben Ausdauertraining spielte dabei vor allem Krafttraining als leistungsunterstützende Maßnahme eine wichtige Rolle.

Zu Beginn meiner sportlichen Karriere wurden spielerische Kraftübungen in das Training integriert. Dieses allgemeine Krafttraining wurde mit zunehmenden Trainingsjahren spezifischer und fand an Kraftmaschinen oder aber auf Langlaufski und Skirollern statt. Und auch nach meiner aktiven sportlichen Karriere achte ich natürlich noch immer auf ein regelmäßiges und fitnessorientiertes Krafttraining.

Das vorliegende Werk fasst alle relevanten Bereiche und Aspekte für ein modernes und erfolgreiches Krafttraining zusammen und bietet damit allen Trainern und Übungsleitern eine Vielzahl an praktischen Überlegungen und theoretischen Hintergrundinformationen.

Viel Spaß und Erfolg beim richtigen Krafttraining!

Magdalena Neuner

2004–2008: Mehrfache Juniorenweltmeisterin
2005–2010: Mehrfache Deutsche Meisterin
2007 und 2011: Auszeichnung zu Deutschlands Sportlerin des Jahres
2007–2012: Mehrfache Weltmeisterin im Sprint, in der Verfolgung und in der Staffel sowie siebenfache Disziplinen-Weltcup Siegerin und dreifache Gesamt-Weltcup Siegerin
2010: Doppelolympiasiegerin (Verfolgung und Massenstart) bei den Olympischen Winterspielen in Vancouver

Vorbemerkungen

In Deutschland wie auch in anderen Ländern lassen sich rückläufige Entwicklungen im Sinne einer Abnahme der körperlichen Aktivität, einer hohen Verbreitung von Übergewicht und Fettleibigkeit sowie einer verschlechterten motorischen Leistungsfähigkeit im Kindes- und Jugendalter beobachten. Diese Entwicklungen stellen Risiken mit schwerwiegenden Folgen für die körperliche Gesundheit der Heranwachsenden dar. Vor diesem Hintergrund empfehlen verschiedene Standesorganisationen die regelmäßige Teilnahme von Kindern und Jugendlichen an Bewegungs-, Spiel- und Sportangeboten.

Krafttraining repräsentiert eine Form der Bewegungsförderung, die unter fachmännisch angeleiteter Durchführung, einzigartige Wirkungen hervorrufen kann. Hierzu zählen neben Verbesserungen im Niveau verschiedener Kraftdimensionen (u. a. Kraftausdauer, Maximal- und Schnellkraft), die Förderung elementarer und sportartspezifischer Fertigkeiten sowie die günstige Beeinflussung gesundheitsrelevanter Faktoren (u. a. Verletzungshäufigkeit, Knochendichte, Körperfettanteil, Selbstwertgefühl).

In diesem Band wird ausgehend von der Kennzeichnung der körperlichen Situation und der Kraftentwicklung (vgl. Kapitel 1) sowie der Erfassung von Kraftdimensionen (vgl. Kapitel 2) ein Überblick zu den vielfältigen Wirkungen von Krafttraining (vgl. Kapitel 3) bei Kindern und Jugendlichen gegeben. Daran anschließend werden die verantwortlichen Mechanismen zur Erklärung krafttrainingsbedingter Auswirkungen (vgl. Kapitel 4) im Kindes- und Jugendalter beschrieben. Im anschließenden Kernstück des Buches werden zunächst allgemeine Empfehlungen sowie grundlegende Sicherheitshinweise zur Durchführung eines Krafttrainings (vgl. Kapitel 5) mit Kindern und Jugendlichen getroffen. Darauf aufbauend werden Übungsbeispiele für die hauptsächlichen Muskelgruppen (d. h. Arm-, Bein-, Brust-, Bauch- und Rückenmuskulatur etc.) des menschlichen Bewegungsapparates unter Einbezug der wesentlichen Trainingsmittel (d. h. Kraftmaschinen, Freihanteln, Zusatzgeräte, eigenes Körpergewicht, Sprungkraftübungen) bereitgestellt (vgl. Kapitel 6). Den Abschluss bilden Angaben zu den verwendeten Quellen (vgl. Anhang).

Die Verwendung des vorliegenden Buches gibt Lehrern, Übungsleitern und Trainern die Möglichkeit, ein zielgerichtetes Krafttraining mit Kindern und Jugendlichen wirkungsvoll und sicher durchzuführen.

Abschließend sei allen Kindern (Filan, Lucca, Mayita, Matti, Nils, Yanik), Jugendlichen (Chiara, Johannes, Lysander, Marcel, Nora) sowie Dominique Ernst (Fotoshooting) und Gregor Hüni (Bereitstellung der CYBEX-Kraftmaschinen durch die Firma LMT Leuenberger Medizintechnik AG) für die Erstellung der Übungsbeispiele gedankt!

Die Autoren

Kapitel 1

Ausgangslage

1.1 Körperliche Situation von Kindern und Jugendlichen

1.2 Entwicklung der Kraft im Kindes- und Jugendalter

1.1 Körperliche Situation von Kindern und Jugendlichen

Umsetzung von Bewegungsempfehlungen

Gesund zu sein und damit das Leben aktiv und selbstständig zu gestalten, ist in allen Altersbereichen von großer Bedeutung. Zur Aufrechterhaltung der körperlichen Gesundheit wird für Kinder und Jugendliche eine tägliche Bewegungsdauer von mindestens einer Stunde moderater bis anstrengender körperliche Aktivität empfohlen (Strong, Malina, Blimkie et al., 2005). Ein vom Robert Koch-Institut gefördertes und für Deutschland repräsentatives Kinder- und Jugendsurvey (KiGGS) zeigt jedoch (Lampert, Mensink, Romahn & Woll, 2007), dass lediglich ca. acht bis 15% der Kinder im Alter von drei bis zehn Jahren sowie ca. elf bis 35% der Jugendlichen im Alter von elf bis 17 Jahren dieser Empfehlung folgen und täglich Sport treiben (vgl. Abb. 1).

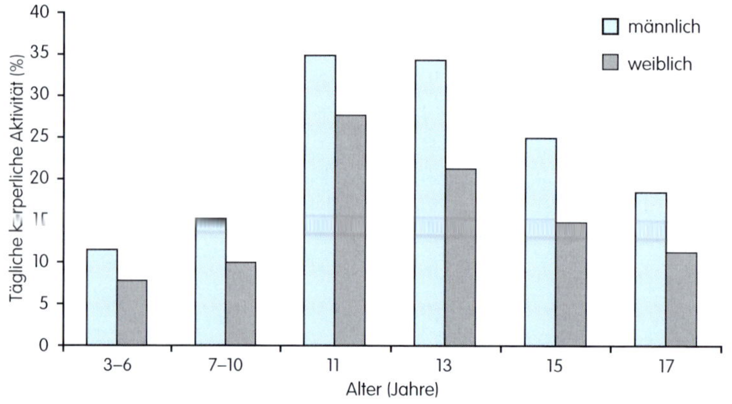

Abb. 1: Veränderung der körperlichen Aktivität vom Kindes- zum Jugendalter. Quelle: Lampert et al. (2007)

Verbreitung von Übergewicht und Fettleibigkeit

Des Weiteren lässt sich seit Jahren in vielen Ländern eine Zunahme von Übergewicht und Fettleibigkeit feststellen (Wang & Lobstein, 2006). Aus der KiGGS-Studie geht hervor, dass der Anteil der Übergewichtigen in den Altersklassen drei bis sechs Jahre, sieben bis zehn Jahre sowie elf bis 13 Jahre von sechs über neun bis hin zu elf Prozent ansteigt und bei den 14- bis 17-Jährigen wiederum neun Prozent beträgt (Kurth & Schaffrath Rosario, 2007). Zusätzlich zeigt sich vom dritten bis 17. Lebensjahr ein Anstieg in der Verbreitung von Fettleibigkeit von drei auf neun Prozent (vgl. Abb. 2).

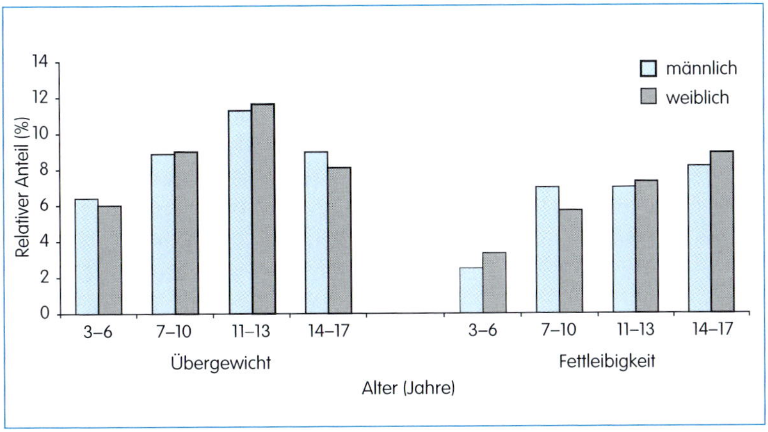

Abb. 2: Veränderung von Übergewicht und Fettleibigkeit vom Kindes- zum Jugendalter. Quelle: Kurth und Schaffrath Rosario (2007)

Niveau motorischer Leistungen

Richtet man nun den Blick auf die motorische Leistungsfähigkeit von Kindern und Jugendlichen, so zeigt sich für eine Vielzahl konditioneller Fähigkeiten ein abnehmender Trend (Matton, Duvigneaud, Wijndaele et al., 2007; Runhaar, Collard, Singh, Kemper, van Mechelen & Chinapaw, 2010). Zum Beispiel verringerte sich zwischen den Jahren 1975 und 2000 die Leistung im Standweitsprung bei den 6- bis 17-Jährigen um zehn Prozent (männlich) sowie um sieben Prozent (weiblich) (vgl. Abb. 3).

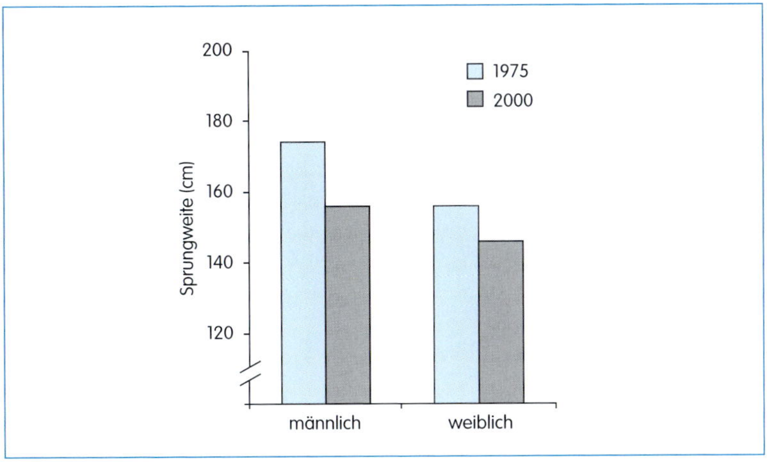

Abb. 3: Veränderung der Leistung im Standweitsprung von Kindern und Jugendlichen zwischen 1975 und 2000. Quelle: Bös (2003)

Ein geringes Maß an körperlicher Aktivität, die hohe Verbreitung von Übergewicht und Fettleibigkeit sowie die rückläufige motorische Leistungsfähigkeit im Kindes- und Jugendalter stellen Risiken für die körperliche Gesundheit der Heranwachsenden dar. Die Folge können schwerwiegende Krankheiten wie Diabetes, Bluthochdruck, Störungen des Fettstoffwechsels sowie Erkrankungen des Muskel- und Skelettsystems sein (Thomas, Baker & Davies, 2003). Beispielsweise wird aus einer Untersuchung von 690 Kindern und Jugendlichen deutlich, dass ein geringes Kraftniveau das Risiko eines schlechteren Gesundheitszustands sowie eines gesteigerten Alkohol- und Tabakkonsums erhöht (Padilla-Moledo, Ruiz, Ortega, Mora & Castro-Pinero, 2012).

Folgen von Bewegungsmangel

Neben dem Auftreten der zuvor beschriebenen Phänomene, scheinen herabgesetzte körperliche Aktivität und defizitäre motorische Leistungsfähigkeit mit einem erhöhten Verletzungs- und Sturzrisiko von Kindern und Jugendlichen einherzugehen. In diesem Zusammenhang gelten u. a. Defizite in der Beinkraft als intrinsischer (personenbezogener) Risikofaktor (Knapik, Bauman, Jones, Harries & Vaughan, 1991). Aus der KiGGS-Studie geht hervor, dass sich ca. 16% der Kinder und Jugendlichen mindestens einmal pro Jahr durch Unfälle verletzen (vgl. Abb. 4). Diese resultieren zu 38% aus Ausrutsch-, Stolper- und Sturzsituationen sowie zu 20% aus Zusammenstößen mit anderen Personen. Als Folge wurden Prellungen, Zerrungen (33%) sowie offene Wunden (29%), Knochenfrakturen (22%) und Gehirnerschütterungen

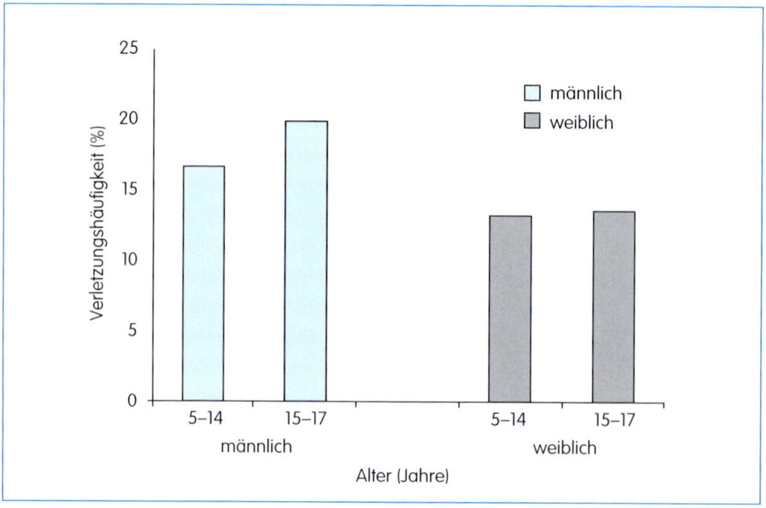

Abb. 4: Verletzungshäufigkeit im Kindes- und Jugendalter.
Quelle: Kahl, Dortschy und Ellsäßer (2007)

(5%) diagnostiziert (Kahl, Dortschy & Ellsäßer, 2007). Das Auftreten derartiger Verletzungen kann die Einstellung zu körperlicher Aktivität negativ beeinflussen, im Sinne einer reduzierten Teilhabe an Bewegungs-, Spiel- und Sportprogrammen (Kelm, Ahlhelm, Pape, Pitsch & Engel, 2001).

Darüber hinaus verursacht die Behandlung von Verletzungen immense Kosten (Collard, Verhagen, van Mechelen, Heymans & Chinapaw, 2011; Mathers & Weiss, 1998). Einer australischen Studie ist zu entnehmen, dass unabhängig von den indirekten Kosten bereits ca. 130 Millionen Dollar für die Erstbehandlung (direkte Kosten) von sturzbedingten Verletzungen bei Kindern und Jugendlichen aufzuwenden sind (Mathers & Weiss, 1998). Daher sollten aus gesundheits- wie auch aus gesellschaftspolitischer Sicht, Mittel und Wege aufgezeigt werden, die Bewegungsförderung im Allgemeinen und Krafttraining im Speziellen zum Ziel haben. Hierdurch kann eine Erhöhung der körperlichen Aktivität sowie eine Steigerung der motorischen Leistungsfähigkeit erreicht werden. Schließlich könnten davon sowohl alltags- als auch sportmotorische Handlungen profitieren.

1.2 Entwicklung der Kraft im Kindes- und Jugendalter

Kraftentwicklung in der Kindheit und Jugend

Werfen, Springen und Klettern gehören zum grundlegenden Bewegungsrepertoire von Kindern. Fußball, Kampfsport und Skifahren repräsentieren typische Sportarten von Jugendlichen. In beiden Fällen spielt die schnelle wie auch hohe Kraftentwicklung eine wichtige Rolle. Die Entwicklung der Kraft erfährt im Kindes- und Jugendalter eine stetige Zunahme, wobei zwischen Jungen und Mädchen bis zur Pubertät nur geringe Unterschiede bestehen (Baltzopoulos & Kellis, 1998; Beunen & Thomis, 2000; Blimkie & Sale, 1998; Martin & Malina, 1998; Parker, Round, Sacco & Jones, 1990; Woll, Kurth, Opper, Worth & Bös, 2011). Während der Pubertät (Jungen: 12/13–18 Jahre, Mädchen: 11/12–18 Jahre) nehmen die Geschlechtsunterschiede zu, da Jungen in dieser Phase einen hohen und Mädchen einen vergleichsweise niedrigen Kraftzuwachs aufweisen (vgl. Abb. 5). Das maximale Kraftniveau wird in Abhängigkeit der betrachteten Kraftdimension zwischen dem 25. und 30. Lebensjahr erreicht (Bosco & Komi, 1980; Larsson, Grimby & Karlsson, 1979). Darüber hinaus wird aus Studien zur Kraftentwicklung deutlich, dass das in der Kindheit und Jugend erreichte Kraftniveau zu einem gewissen Teil in das Erwachsenenalter übertragen wird (Beunen & Thomis, 2000).

Kraftentwicklung bei Jungen und Mädchen

Die Ursachen für die Geschlechtsunterschiede in der absoluten Kraft sind vielfältig und werden u. a. dadurch begründet, dass Jungen im Vergleich zu Mädchen über einen höheren Anteil an Muskelmasse

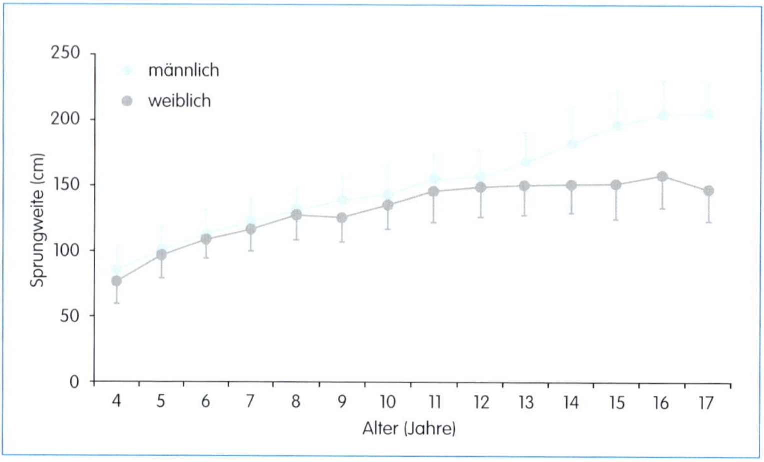

Abb. 5: Entwicklung der Leistung im Standweitsprung vom Kindes- zum Jugendalter. Quelle: Wagner, Worth, Schlenker und Bös (2010)

sowie eine größere Muskelfaseranzahl/-querschnittsfläche verfügen (Blimkie & Sale, 1998; Kanehisa, Yata, Ikegawa & Fukunaga, 1995; Malina, 1969; Oertel, 1988). Der stärkere Kraftanstieg bei Jungen gegenüber Mädchen in der Pubertät wird im Wesentlichen auf hormonelle Differenzen zurückgeführt (Blimkie, 1989; Costin, Kaufman & Brasel, 1989; Round, Jones, Honour & Nevill, 1999). Während dieser Zeit verfügen Jungen im Vergleich zu Mädchen beispielweise über ein 15-fach höheres Niveau des muskelaufbauenden Hormons Testosteron (Blimkie, 1989).

Demzufolge eignet sich die Pubertät aufgrund der geschilderten hormonellen Situation insbesondere für die Kraftausbildung bei Jungen. Dennoch ist hierbei ein gewisses Maß an Vorsicht geboten, da innerhalb dieser Zeit vergleichsweise große Wachstumsschübe stattfinden und die empfindlichen Wachstumszonen der Knochen (Epiphysenfugen) noch nicht geschlossen sind (Beunen & Malina, 1988; Parker et al., 1990). Diese Vorgabe wird insofern erschwert, als dass das kalendarische Alter nicht zwingend mit dem biologischen Entwicklungsstand übereinstimmen muss. Mit anderen Worten, Personen mit gleichem kalendarischen Alter (z. B. 13 Jahre) können sich aus biologischer Sicht in unterschiedlichen Entwicklungsstufen befinden, die bis zu sechs Jahre auseinander liegen können (Malina, Bouchard & Bar-Or, 2003; Weineck, 2009).

Biologisches versus kalendarisches Alter

Generell lässt sich die Phase der Kindheit von der Phase der Jugend unterscheiden. Die Kindheit schließt Jungen (≤ 13 Jahre) und Mädchen (≤ 11 Jahre) ein, die noch keine sekundären Geschlechtsmerkmale entwickelt haben (Behm, Faigenbaum, Falk & Klentrou, 2008; Faigenbaum, Kraemer, Blimkie et al., 2009; Myer, Faigenbaum, Chu et al., 2011). Es handelt sich hierbei um die präpuberale Entwicklungsphase, die den Tanner-Stadien[1] I–II zugeordnet wird (Marshall & Tanner, 1969, 11970). Die Phase der Jugend schließt sich an die Kindheit an und dauert bis zum Erreichen des Erwachsenenalters. Sie umfasst Jungen mit einem Alter von 12/13–18 Jahren und Mädchen mit einem Alter von 11/12–18 Jahren (Behm et al., 2008; Faigenbaum et al., 2009; Myer et al., 2011). Zudem unterscheidet man in diesem Zusammenhang die erste puberale Phase oder Pubeszenz (Jungen: 12/13–

[1] James M. Tanner entwickelt in den 1970er Jahren die später nach ihm benannten Tanner-Stadien. Sie dienen der Beurteilung der physischen Entwicklung vom Kindes- über das Jugend- bis hin zum Erwachsenenalter anhand externer primärer und sekundärer Geschlechtsmerkmale (z. B. Entwicklung der Genitalien, Brustwachstum, Schambehaarung).

14/15 Jahre, Mädchen: 11/12–13/14 Jahre) von der zweiten puberalen Phase oder Adoleszenz (Jungen: 14/15–18/19 Jahre, Mädchen: 13/14–17/18 Jahre), denen die Tanner-Stadien III–IV zugeordnet sind. Mit Erreichen des Erwachsenenalters (Alter: > 18 Jahre) beginnt die postpuberale Entwicklungsphase (Tanner-Stadium V).

Zusammenfassend lässt sich festhalten, dass das Kraftniveau mit zunehmendem Alter zwar ansteigt, aber dennoch rückläufige Tendenzen im Ausprägungsgrad der Kraft von Kindern und Jugendlichen zwischen Früher und Heute vorliegen. Daher stellt sich zunächst die Frage, inwiefern das Kraftniveau innerhalb dieser Altersgruppen durch geeignete Krafttrainingsprogramme gesteigert werden kann. Darüber hinaus wurde dargelegt, dass die Lebenssituation der Heranwachsenden durch unzureichende körperliche Aktivität, eine weite Verbreitung von Übergewicht und Fettleibigkeit sowie einen relativ hohen Anteil im Auftreten von Verletzungen gekennzeichnet ist. Um dieser Situation entgegen zu wirken stellt sich im Weiteren die Frage, in welchem Maße sowohl das motorische (z. B. grundlegende und sportartspezifische Fertigkeiten) als auch das gesundheitsbezogene Verhalten (z. B. Senkung des Körperfettanteils, Reduktion der Verletzungshäufigkeit) durch ein gezieltes Krafttraining bei Kindern und Jugendlichen gefördert werden können.

Bevor auf die Beantwortung dieser beiden Fragestellungen und damit auf Wirkungen von Krafttraining im Kindes- und Jugendalter eingegangen wird, erfolgen zunächst Ausführungen zur Erfassung von Kraftdimensionen.

Kapitel

2

Erfassung der Kraftdimensionen

Im Gegensatz zum physikalischen Begriffsverständnis (Leistung = Arbeit pro Zeit) lassen sich sportliche Leistungen als außergewöhnliche Resultate von Muskelaktionen verstehen, bei denen Lasten (einschließlich des eigenen Körpers) beschleunigt, abgebremst oder in einem Gleichgewichtszustand gehalten werden. Innerhalb der deutschen Sportwissenschaft hat sich die Konvention etabliert, dass nur dann von Kraft gesprochen wird, wenn die beanspruchten Muskeln mehr als ca. 30% des in einer Bewegungsaufgabe maximal möglichen Kraftwerts erreichen (Harre, 2011). In einer groben Kategorisierung wird dann von Maximalkraft (wenn sehr große Kraftwerte erzeugt werden), von Schnellkraft (wenn in kurzer Zeit hohe Kraftwerte erzeugt werden) oder von Kraftausdauer (wenn über einen längeren Zeitraum Kräfte erzeugt werden) gesprochen. Dabei wird die Schnellkraft noch weiter in die Reaktivkraft untergliedert, wenn der konzentrischen (überwindend) Phase der Kraftentfaltung eine exzentrische (nachgebend) Phase voraus geht (Bührle, 1989). Seit dem Beginn der 1970er Jahre werden die morphologisch-physiologischen Voraussetzungen um Kraft zu erbringen, in der deutschen Fachliteratur als Kraftfähigkeiten bezeichnet (Gundlach, 1968; Mattausch, 1973). Folgerichtig spricht man dann von Maximalkraftfähigkeiten, von Schnellkraftfähigkeiten (ohne und mit Dehnungs-Verkürzungs-Zyklus) und von Kraftausdauerfähigkeiten (Bührle, 1989). Diese Fähigkeiten sind jedoch selten auf einen einzelnen Muskel, sondern zumeist auf eine in einer Bewegungsaufgabe tätige Muskelgruppe bezogen (z. B. Armstreckung). Sie werden als latente Konstrukte verstanden, die sich nur „durch und in der Tätigkeit entwickeln" (Bös & Mechling, 1983). Daraus folgt, dass Kraftfähigkeiten empirisch nicht direkt erfasst werden können, sondern durch Krafttests und deren Kennwerte „abgeschätzt" werden müssen. Dabei zeigt sich, dass hier von Test zu Test durchaus unterschiedliche Bewertungen der verschiedenen Kraftfähigkeiten zutage treten können (Bührle, Kibele, Li & Müller, 1990). So wurden in früheren Trainingsstudien an mehrgelenkigen Beinstreckgeräten bedeutsame Leistungszuwächse mit Muskelmassenzunahmen festgestellt, ohne dass an einem eingelenkigen Kniestreckgerät vergleichbare Effekte zu finden gewesen wären (Luthi, Howald, Claassen, Rosler, Vock & Hoppeler, 1986; Sale, Martin, & Moroz, 1992). Diese Befunde bestätigen einerseits das Prinzip der Trainingsspezifität (Behm, 1995; Behm & Sale, 1993), demzufolge die größten Trainingseffekte in der zuvor praktizierten Trainingsaufgabe zutage treten und Abweichungen davon mit Transferverlusten einhergehen. Andererseits zeigen die Ergebnisse, dass korrelative Aussagen über Kraftfähigkeiten stets unter dem Vorbehalt ihrer messmethodischen Erfassung zu verstehen sind.

Dimensionen der Kraft

Im Folgenden wird auf die gängigsten Messverfahren eingegangen, die zur Abschätzung der Kraftfähigkeiten bei Kindern und Jugendlichen zum Einsatz kommen. Der Einfachheit halber wird dabei im Weiteren auf den sperrigen Wortanhang „-fähigkeit" verzichtet, da mögliche Fehldeutungen in Bezug zum physikalischen Kraftbegriff zuvor abgeklärt wurden.

Mit der Kraftanalyse wird eine Einschätzung des Kraftniveaus zwischen verschiedenen Populationen (d. h. Ist-Zustand) sowie der Wirksamkeit von Trainingsprogrammen (d. h. Ist-Soll-Vergleich) vorgenommen. Darüber hinaus erfolgt auf der Grundlage von Kraftanalysen eine systematische Trainingssteuerung (d. h. Festlegung neuer Trainingsintensitäten).

2.1 Feldtests

2.1.1 Einer- und Mehrfach-Wiederholungs-Maximum

Tests zur Erfassung der Kraft als Mittel zur Trainingssteuerung

Ein häufig angewandter und praxisnaher Test zur Abschätzung der Maximalkraft stellt die Bestimmung des Einer-Wiederholungs-Maximums (EWM) (engl.: one-repetition maximum, 1RM) dar. Das EWM repräsentiert die Last, die nur einmal zur Hochstrecke gebracht werden kann. Die effektive und verletzungsfreie Durchführung des EWM-Tests bei trainierten Kindern wurde im Rahmen einer Studie mit Jungen und Mädchen im Alter von sechs bis zwölf Jahren belegt (Faigenbaum, Milliken & Westcott, 2003). Beginnend mit einer zehnminütigen Erwärmung erfolgten zunächst sechs Wiederholungen mit geringer Last, drei Wiederholungen mit mittlerer Last und einzelne Wiederholungen mit hoher Last. Die Steigerung der Last wurde erst bei richtiger Bewegungsausführung in Schritten von ca. 0,5–2,3 kg vorgenommen. Die Laststeigerung orientierte sich am Grad der Anstrengung zur Überwindung der Last und wurde mit zunehmender Last immer geringer. Die Durchführung des EWM-Tests erfolgte in einem 1 : 1-Betreuungsverhältnis, d. h. ein zuvor fachlich geschulter Trainer testete ein Kind. Im Ergebnis konnte das EWM innerhalb von sieben bis elf Wiederholungen für die unteren und oberen Extremitäten verletzungsfrei bestimmt werden. Demgegenüber wird für untrainierte Kinder empfohlen, dass erst nach drei- bis fünfmaliger Bestimmung des EWM eine zuverlässige Aussage zum Maximalkraftniveau der unteren und oberen Extremitäten getroffen werden kann (Gurjao, Cyrino, Caldeira et al., 2005).

Als Alternative zum EWM kann das Mehrfach-Wiederholungs-Maximum (d. h. Dreier-, Achter-, Zehner-Wiederholungs-Maximum) bestimmt werden (Marschall & Fröhlich, 1999). Jedoch liefert dieser Test aufgrund der höheren Anzahl an Bewegungswiederholungen eher Aussagen über das Niveau der Kraftausdauer als der Maximalkraft (Newton, Cormie & Cardinale, 2011; Taylor & Fletcher, 2012).

2.1.2 Sportmotorische Tests

Sportmotorische Tests zur Erfassung der Kraft

Neben den Tests zur Erfassung des Einer- und Mehrfach-Wiederholungs-Maximums wird die Kraft bei Kindern und Jugendlichen des Öfteren auch durch standardisierte sportmotorische Tests erhoben (Bös, 2001). Sie besitzen den Vorteil, dass sie kostengünstig sind und wenig Zeit sowie Materialien zur Durchführung benötigt werden. Die Gültigkeit (Milliken, Faigenbaum, Loud & Westcott, 2008; Pate, Burgess, Woods, Ross & Baumgartner, 1993; Rosser, Müller, Lüthy & Vogt, 2008) und Zuverlässigkeit (Ortega, Artero, Ruiz et al., 2008; Rosser et al., 2008) solcher Tests ist vielfach belegt, wobei alters- und geschlechtsbezogene Normen in Tabellenform vorliegen (Beck & Bös, 1995; Ortega, Artero, Ruiz et al., 2011; Taylor, Cohen, Voss & Sandercock, 2010). So konnten Milliken et al. (2008) anhand einer Untersuchung von 51 Jungen und 39 Mädchen im Alter von sieben bis zwölf Jahren zeigen, dass Standweit- und Standhochsprung gültige Tests (Vergleich mit EWM an der Beinpresse) zur Beurteilung der Kraft der unteren Extremitäten sind. Darüber hinaus weist der Standweitsprung bei Kindern und Jugendlichen im Alter von sechs bis 17 Jahren die höchsten Beziehungen zu weiteren Tests für die unteren (z. B. Strecksprung, Hockstrecksprung) aber auch für die oberen (z. B. Basketballwurf, Liegestütz) Extremitäten auf und wird somit als ein generelles Maß zur Beurteilung der muskulären Fitness angesehen (Castro-Pinero, Ortega, Artero et al., 2010). Häufig verwandte, sportmotorische Tests

Tab. 1: Sportmotorische Tests zur Erfassung von Kraftdimensionen bei Kindern und Jugendlichen

Kraftdimension	Obere Extremität	Untere Extremität
Kraftausdauer	• Klimmzughang • Klimmzug • Liegestütz	• Kniebeuge • Wandsitz • Hochzehenstand
Schnellkraft	• Medizinballstoß/-wurf • Schlagballwurf	• Standhochsprung • Standweitsprung

zur Erfassung von Kraftdimensionen der oberen und unteren Extremitäten bei Kindern und Jugendlichen sind in Tabelle 1 aufgeführt.

2.2 Labortests

2.2.1 Isometrische Tests

Isometrische Tests zur Erfassung der Kraft

Für die Abschätzung der isometrischen Maximalkraft wird zumeist eine maximale isometrische Willkürkontraktion gegen ein unüberwindbares Widerlager ausgeführt, wobei es zu einer Spannungs-, aber keiner Längenänderung der beteiligten Muskeln kommt. Im resultierenden Kraft-Zeit-Verlauf wird dann die größte Amplitude als isometrische Maximalkraft (F_{max}) bezeichnet und in der Maßeinheit Newton (N) festgehalten (vgl. Abb. 6). Demgegenüber liegen in der Fachliteratur keine einheitlichen Standards für die Abschätzung der Schnellkraft vor (Bührle, 1993). Neben Kennwerten zur isometrischen Kraft-Zeit-Kurve bei maximalen Willkürkontraktionen werden auch Tests mit dynamisch-konzentrischen Kontraktionen eingesetzt, die eine Beschleunigung (Impulsänderung) eines Messkörpers (oder auch des eigenen Körpers) vorsehen.

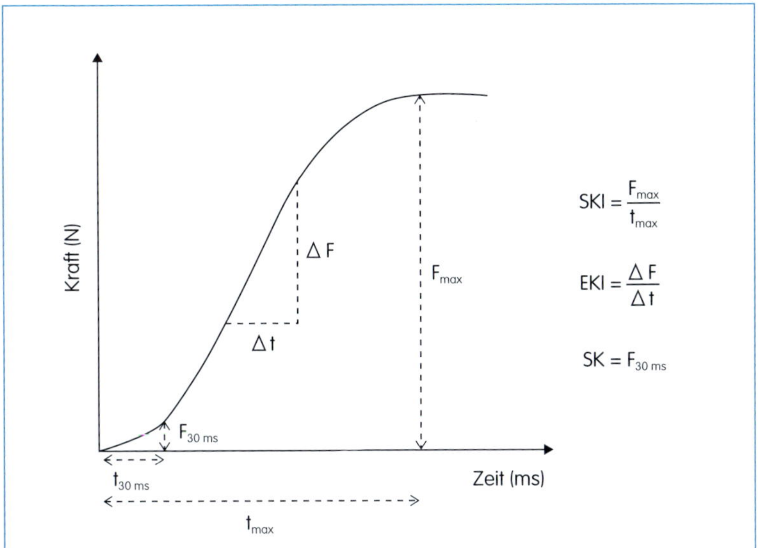

Abb. 6: Schematische Darstellung verschiedener Kraftkomponenten. Quelle: Bührle (1985). Anmerkungen: EKI = Explosivkraftindex; SKI = Schnellkraftindex; SK = Startkraft

Für isometrische Kontraktionen wird in den Kraft-Zeit-Kurven von manchen Autoren der so genannte Schnellkraftindex (F_{max}/t_{max}), der Explosivkraftindex ($\Delta F/\Delta t$) oder die Startkraft ($F_{30\,ms}$) erhoben, wobei letzterer Kennwert das Kraftniveau 30 ms nach Kontraktionsbeginn kennzeichnet (Bührle, 1985). Während für den Explosivkraftindex in Abbildung 6 noch ein quasi-linearer Abschnitt im steilsten Teil der Kraft-Zeit-Kurve angesetzt ist, lässt sich dieser Kennwert durch numerische Auswerteverfahren auch als maximale Steigung im Kraft-Zeit-Verlauf ausdrücken (Güllich & Schmidtbleicher, 1999).

2.2.2 Dynamische Tests

Unter Schnellkraft wird das Vermögen verstanden, durch muskuläre Kraftentfaltung an einem Gegenstand (einschließlich des eigenen Körpers) in kurzer Zeit eine möglichst große Impulsänderung herbei zu führen (Güllich & Schmidtbleicher, 1999). Dieses Vermögen wird innerhalb von dynamischen Tests durch die Beschleunigung eines Testkörpers, wobei die Bewegungszeit und die maximale Endgeschwindigkeit erhoben werden (Güllich & Schmidtbleicher, 1999) oder über die Berechnung der physikalischen Leistung (Kraft oder Drehmoment x Weg/Zeit) messmethodisch abgeschätzt (Knudson, 2009). Als Testformen finden sich in der Fachliteratur beispielsweise geführte Armstreckungen mit Kurzhanteln (Müller, 1987), Beinstreckungen an Beinpressen, Vertikalsprünge (z. B. Strecksprung, Hockstrecksprung) oder auch dynamische Tests an isokinetischen Kraftmessgeräten (Gore, 2000).

2.2.2.1 Sprungkrafttests

Tests zur Erfassung der Sprungkraft

Sprungkrafttests werden mit Hilfe von Vertikalsprüngen ohne und mit einer vorlaufenden Ausholbewegung sowie nach einem Niedersprung durchgeführt. Für Sprünge mit Ausholbewegungen sowie nach Niederhochsprüngen ist der dynamisch-konzentrischen Muskelkontraktion eine exzentrische Muskeldehnung vorgeschaltet, in der Muskeldehnungsreflexe, eine Speicherung der Bewegungsenergie in den elastische Strukturen des Muskel-Sehnen-Apparats oder günstigere Bedingungen für die Kraftentfaltung wirksam werden können (van Ingen Schenau, Bobbert & de Haan, 1997).

Beim Vertikalsprung ohne Ausholen (Strecksprung oder engl. squat jump, SJ) wird aus der ruhenden Kauerstellung heraus eine aufwärts gerichtete Absprungbewegung ausgeführt, um eine maximale Sprunghöhe zu erreichen. Demgegenüber steht die Testperson beim Sprung mit Ausholen (Hockstrecksprung oder engl. countermovement jump, CMJ) zunächst in aufrechter Position auf einer ebenen Unterlage (z. B. Kraftmessplatte), bevor sie nach einer selbst gewählten Abwärtsbewegung so hoch wie möglich nach oben springt. Der Niederhochsprung (engl. drop jump, DJ) erfolgt aus einer definierten Fallhöhe (z. B. 20 cm) auf eine ebene Unterlage, gefolgt von einer aufwärts gerichteten Absprungbewegung. Hierbei gilt es, ein günstiges Verhältnis aus kurzer Bodenkontaktzeit und großer Sprunghöhe bzw. langer Flugdauer zu erzielen. Die Kennwerte der Sprungkrafttests werden zumeist über die Datenauswertung von Kraftmessplatten oder durch optische Systeme bzw. Kontaktmatten erhoben.

Beziehung von Dimensionen der Kraft

Eine Betrachtung der Beziehung zwischen Sprungkraft/-höhe und der Ausprägung der isometrischen Maximal- sowie der Schnellkraft ergibt insbesondere für Jugendliche (Granacher & Gollhofer, 2011) und zum Teil auch für Kinder (Granacher & Gollhofer, 2012; Muehlbauer, Besemer, Wehrle, Gollhofer & Granacher, 2013) mittlere bis hohe Korrelationen von r = 0.43–0.78 (vgl. Abb. 7). Diese Befunde deuten darauf hin, dass durch die Auswertung isometrischer Tests bedingt auch auf die Ausprägung der dynamischen Kraft und umgekehrt geschlossen werden kann (Baker, Wilson & Carlyon, 1994). Des Weiteren lässt sich vor dem Hintergrund des Krafttrainings mit Kindern und Jugendlichen schließen, dass von einem Training zur Steigerung der Maximalkraft auch die Reaktivkraft profitieren kann. Tatsächlich lassen sich, wie in Kapitel 3 ausgeführt wird, derartige Transferwirkungen beobachten.

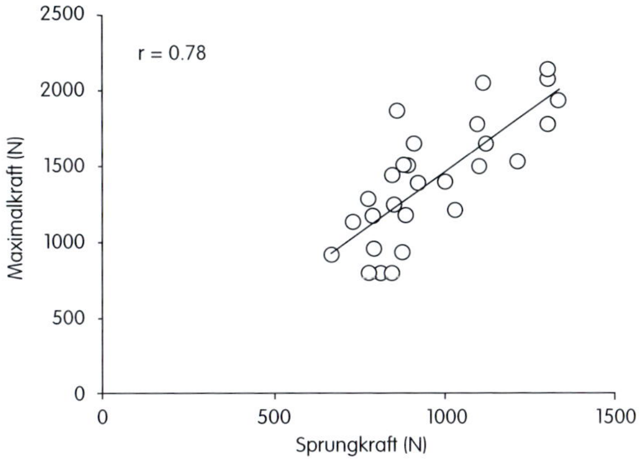

Abb. 7: Streudiagramm zur Beziehung von Maximal- und Sprungkraft bei Jugendlichen. Quelle: Granacher und Gollhofer (2011)

2.2.2.2 *Isokinetische Tests*

Isokinetische Tests des Drehmoments

Isokinetische Tests sind durch Kontraktionen bei konstanter Bewegungsgeschwindigkeit und festgelegtem Bewegungsausmaß charakterisiert. In Abhängigkeit des zu testenden Muskels werden Winkelgeschwindigkeiten zwischen 30°/s (langsam) und 240°/s (schnell) verwendet. Die unter isokinetischen Bedingungen erzielte Leistung berechnet sich dabei als Produkt aus dem maximal erreichten Drehmoment und der dazugehörigen Winkelgeschwindigkeit. Aufgrund der konstanten Voreinstellung der Bewegungsgeschwindigkeit ist die Aussagekraft isokinetischer Tests insofern eingeschränkt, da diese nur bedingt dem natürlichen Bewegungsverhalten entsprechen (Newton, Cormie & Cardinale, 2011).

Kapitel 3

Wirkungen von Krafttraining

3.1 Wirkungen auf Dimensionen der Kraft

3.1.1 Maximalkraft
3.1.2 Schnellkraft
3.1.3 Sprungkraft
3.1.4 Kraftausdauer
3.1.5 Alters-, Geschlechts- und Muskelgruppenspezifische Wirkungen
3.1.6 Nachhaltigkeit von Krafttrainingswirkungen

3.2 Wirkungen auf Bewegungsfertigkeiten

3.2.1 Elementare Fertigkeiten
3.2.2 Sportartspezifische Fertigkeiten

3.3 Wirkungen auf die Gesundheit

3.3.1 Verletzungshäufigkeit
3.3.2 Knochenstatus
3.3.3 Körperzusammensetzung
3.3.4 Kardio-vaskuläre Faktoren
3.3.5 Psycho-soziale Faktoren

Seit mehr als 50 Jahren stellt Krafttraining mit Kindern und Jugendlichen ein interessantes Thema für Lehrer, Trainer, Therapeuten und Wissenschaftler dar. Obwohl aus heutiger Sicht seine Bedeutung für Bewegung, Spiel und Sport unbestritten ist, wurde es zunächst für Kinder und Jugendliche nicht empfohlen (Faigenbaum et al., 2009; Faigenbaum, Kraemer, Cahill et al., 1996; Faigenbaum, Myer, Naclerio & Casas, 2011; Malina, 2006). Im Wesentlichen hat man hierfür zwei Gründe verantwortlich gemacht.

Krafttraining mit Kindern: Vom Mythos zur Wahrheit

Erstens wurde argumentiert, dass es aufgrund der unzureichenden Entwicklung des passiven Bewegungsapparates von Kindern sowie seiner reduzierten Belastbarkeit im Jugendalter (Phase der Pubertät) zu Verletzungen (z. B. Apophysenabriss, Schädigung der Epiphysenfuge) sowie Einschränkungen in der körperlichen Entwicklung (z. B. verzögertes Längenwachstum) kommen kann (Caine, DiFiori & Maffulli, 2006; Micheli & Fehlandt, 1992). Aus Überblicksbeiträgen zur Epidemiologie von Verletzungen im Krafttraining mit Kindern und Jugendlichen geht jedoch hervor, dass die Verletzungshäufigkeit sehr gering ist (Faigenbaum & Myer, 2010b; Faigenbaum et al., 2011; Malina, 2006; Myer, Quatman, Khoury, Wall & Hewett, 2009). Lediglich drei prospektive Studien berichten trainingsbedingte Beeinträchtigungen oder Verletzungen, die zu einer Trainingsunterbrechung mit unterschiedlicher Dauer führten. Hierbei handelte es sich um a) Schulterschmerzen mit einwöchiger Pause (Rians, Weltman, Cahill, Janney, Tippett & Katch, 1987), b) Schulterzerrung mit einer pausierten Trainingseinheit (Lillegard, Brown, Wilson, Henderson & Lewis, 1997) und c) Oberschenkelschmerzen mit fünfminütiger Pause (Sadres, Eliakim, Constantini, Lidor & Falk, 2001). Darüber hinaus konnten weder Rians et al. (1977) noch Weltman, Janney, Rians et al. (1987) einen Hinweis auf muskuloskeletale Verletzungen oder Muskelnekrose bei Kindern (Alter: 8 ± 1 Jahre) im Anschluss an ein 14-wöchiges Krafttraining (dreimal pro Woche) finden. Zusätzlich zeigt eine retrospektive Studie zur Häufigkeit von Sportverletzungen bei Kindern und Jugendlichen deutlich geringere Raten (d. h. Verletzungen pro 100 Trainings-/Wettkampfstunden) für Krafttraining (0,012) und Gewichtheben (0,0013) als beispielsweise für Leichtathletik (0,03) und Fußball (0,14) (Hamill, 1994).

Zusammenfassend ist festzuhalten, dass Krafttraining unter fachmännischer Anleitung und Aufsicht eine sichere Trainingsmaßnahme für Kinder und Jugendliche darstellt. Darüber hinaus geht aus wissenschaftlichen Studien hervor, dass Kinder und Jugendliche während alltäglicher Bewegungs-, Spiel- und Sporthandlungen (z. B. Springen) maximale Kraftwerte erreichen, die mehr als dem Fünf- bis Achtfachen ihres eigenen Körpergewichts entsprechen, ohne das Verletzungen hervorgerufen wurden (Fuchs, Bauer & Snow, 2001; McKay, Tsang, Heinonen, MacKelvie, Sanderson & Khan, 2005). Hinzu kommt, dass Sprungbelastungen sogar explizit genutzt werden, um ihm Rahmen von plyometrischen Trainingsstudien nicht nur die Kraft, sondern vor allem das Knochenwachstum von Kindern und Jugendlichen positiv zu beeinflussen.

Wirksamkeit von Krafttraining mit Kindern: Früher und Heute

Zweitens wurde dem Krafttraining mit Kindern aufgrund des geringen altersbedingten Niveaus muskelaufbauender Hormone (z. B. Testosteron) eine fehlende oder nur geringe Wirksamkeit bescheinigt (American Academy of Pediatrics, 1983). Tatsächlich konnten in anfänglichen Untersuchungen aus den 1970er und 1980er Jahren keine oder nur geringfügige trainingsbedingte Kraftzuwächse bei Kindern gefunden werden (Docherty, Wenger & Collis, 1987; Docherty, Wenger, Collis & Qinney, 1987; Hetherington, 1976; Vrijens, 1978). Eine genauere Betrachtung dieser Studien offenbart jedoch zum Teil erhebliche methodische Schwächen, die sich u. a. in einem geringen Trainingsumfang (vier Wochen) sowie niedrigen Trainingsintensitäten äußern (Docherty, Wenger & Collis, 1987; Docherty et al., 1987). Demgegenüber sind in den letzten beiden Jahrzehnten eine Vielzahl von Originalstudien (u. a. Diekmann & Letzelter, 1987; Falk & Mor, 1996; Ingle, Sleap & Tolfrey, 2006), Überblicksartikeln (u. a. Blimkie, 1992, 1993; Faigenbaum & Myer, 2010; Freiwald, 2005; Fröhlich, Pieter, Gießing et al., 2009; Ganley, Paterno Miles et al., 2011; Granacher et al., 2009; Guy & Micheli, 2001) und Meta-Analysen (Behringer, Vom Heede, Yue & Mester, 2010; Falk & Tenenbaum, 1996; Niessen, Marzin & Hartmann, 2010; Payne, Morrow, Johnson & Dalton, 1997) erschienen, die wiederholt bedeutsame trainingsbedingte Kraftsteigerungen bei Kindern und Jugendlichen konstatieren. Hierbei erreichte das Ausmaß der Kraftzuwächse ein Niveau, das über die gleichzeitig stattfindenden Wachstums- und Entwicklungsprozesse hinausging. Die hierbei eingesetzten Trainingsübungen werden im Kapitel 6 beschrieben und sind darüber hinaus in weiteren Handbüchern zum Krafttraining mit Kindern und Jugendlichen aufgeführt (Faigenbaum & Westcott, 2009; Fröhlich, Gießing & Strack, 2009, 2011; Gießing, 2008).

Da sich weder erhöhte Verletzungsraten noch körperliche Entwicklungsdefizite sowie fehlende Kraftsteigerungen zeigten, kann Krafttraining mit Kindern und Jugendlichen empfohlen werden (Behm et al., 2008; Faigenbaum, et al., 1996, 2009). Nachfolgend werden unterschiedliche Wirkungen von Krafttraining bei Kindern und Jugendlichen beschrieben. Im Mittelpunkt der Betrachtung stehen insbesondere die Effekte auf:

- Kraftdimensionen (Maximalkraft, Schnellkraft, Kraftausdauer, Sprungkraft),
- Bewegungsfertigkeiten (elementare Fertigkeiten, sportartspezifische Fertigkeiten) und die
- Gesundheit (Verletzungshäufigkeit, Knochenstatus, Körperzusammensetzung, kardio-vaskuläre Variablen, psycho-soziale Variablen).

3.1 Wirkungen auf Dimensionen der Kraft

Trainingswirkungen auf Kraftdimensionen

Aus Meta-Analysen geht hervor, dass unter Einsatz unterschiedlicher Krafttrainingsmethoden im Mittel Kraftzuwächse von 13–40% erzielt werden (Behringer et al., 2010; Falk & Tenenbaum, 1996; Niessen et al., 2010; Payne et al., 1997). Zudem ergeben vergleichende Analysen unter Berücksichtigung der Faktoren biologisches/kalendarisches Alter, Geschlecht, Trainings-/Messverfahren, Körpersegment und Studiendesign größere absolute Kraftsteigerungen bei:

- pubertären gegenüber präpubertären Personen,
- hoher gegenüber niedriger Trainingshäufigkeit,
- lang- gegenüber kurzfristigen Trainingsprogrammen,
- isotonischen gegenüber isometrischen und isokinetischen Trainings-/Testformen sowie
- Rumpf- gegenüber Arm-/Beintrainingsformen und -testverfahren (Behringer et al., 2010; Falk & Tenenbaum, 1996; Niessen et al., 2010; Payne et al., 1997).

Die Aussagekraft dieser Befunde steht jedoch unter dem Vorbehalt, dass sich die gegenübergestellten Stichprobenumfänge (d. h. die Anzahl trainierender Kinder/Jugendlicher) zum Teil um das Sieben- bis Zehnfache voneinander unterscheiden. Darüber hinaus ist von einer Beeinflussung der Ergebnisse durch Unterschiede in der verwendeten Trainingsintensität (20–80% des EWM), -häufigkeit (täglich bis wöchentlich), und -dauer (einige Wochen bis Monate) auszugehen. Abschließend kommt hinzu, dass nur wenige der berichteten Studien höheren methodischen Ansprüchen genügen (Behringer et al., 2010).

3.1.1 Maximalkraft

In zahlreichen Studien konnte sowohl für Kinder als auch für Jugendliche eine trainingsinduzierte Steigerung der Maximalkraft gezeigt werden (vgl. Tab. 2). Zum Beispiel führten Granacher, Goesele, Roggo et al. (2011) im Schulsport eine Studie mit 32 Kindern (18 Jungen, 14 Mädchen) im Alter von 9 ± 1 Jahren durch, welche auf zwei Gruppen verteilt waren. Die erste Gruppe absolvierte zweimal pro Woche über einen Zeitraum von zehn Wochen ein Maximalkrafttraining (70–80% des EWM) an Krafttrainingsmaschinen durch. Jede Trainingseinheit dauerte 90 Minuten, wobei 70 Minuten für das Training und jeweils zehn Minuten für das Auf- und Entwärmen genutzt wurden. Pro Übung (z. B. Beinpresse, Kniestreckung/-beugung, Hüftab-/adduktion) wurden drei Sätze mit zehn bis zwölf Wiederholungen durchgeführt. Die Pause zwischen den Sätzen betrug drei bis vier Minuten. Die Kinder wurden instruiert, die Übungen mit moderater Bewegungsgeschwindigkeit auszuführen. Nach jeweils zwei Wochen wurde der Kraftzuwachs mittels des EWM bestimmt und die Trainingsintensität im Sinne einer Progression erhöht. Die zweite Gruppe absolvierte anstatt des Krafttrainings den herkömmlichen Sportunterricht bestehend aus Spielsportarten und Schwimmen. Erfasst wurde u. a. das maximale Drehmoment der Beinstrecker/-beuger bei Bewegungsgeschwindigkeiten von 60 °/s und 180 °/s. In Bezug auf die Beinstrecker zeigte die Krafttrainingsgruppe signifikant höhere Zuwächse (19% bei einer Bewegungsgeschwindigkeit von 60°/s) als die herkömmliche Schulsportgruppe (vgl. Abb. 8A). Bei einer Bewegungsgeschwindigkeit von 180°/s ließ sich ebenfalls eine bedeutsame Steigerung von 17% verzeichnen. Für die Beinbeuger betrugen die Kraftzunahmen 13% (Bewegungsgeschwindigkeit: 60°/s) sowie 12% (Bewegungs-

Krafttraining mit Heranwachsenden steigert die Maximalkraft

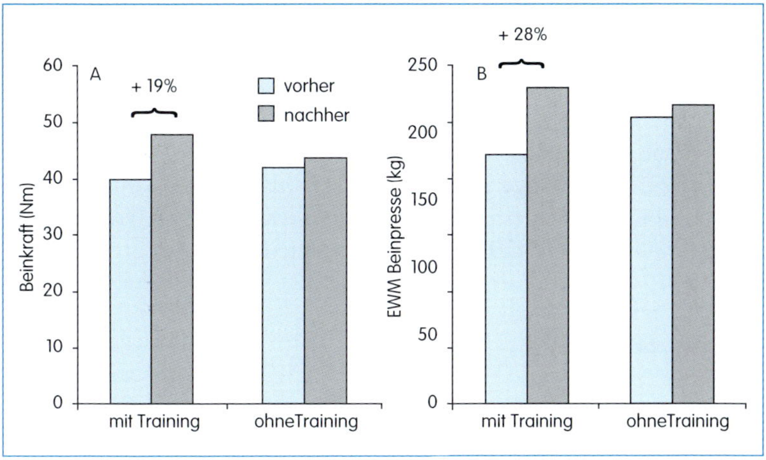

Abb. 8: Trainingswirkung auf die Maximalkraft bei Kindern (A) und Jugendlichen (B). Quellen: Granacher et al. (2011) und Shaibi et al. (2006)

geschwindigkeit: 180°/s). Diese Ergebnisse deuten darauf hin, dass eine signifikante Zunahme der Maximalkraft bei präpubertären Kindern während eines im Sportunterricht realisierten Krafttrainings möglich ist. Darüber hinaus existieren weitere Studien, in denen sich ebenfalls bedeutsame trainingsbedingte Kraftzuwächse im Rahmen des Sportunterrichts zeigten (u. a. Friedrich, 2006; Reuter & Buskies, 2003; Thienes & Austermann, 2006; vom Heede, Kleinöder & Mester, 2007).

Aus Abbildung 8B wird ersichtlich, dass auch für Jugendliche eine signifikante Steigerung der Maximalkraft für die Übungen Bankdrücken (26%) und Beinpresse (28%) nachgewiesen werden konnte (Shaibi et al., 2006). Das 16-wöchige Krafttraining (zweimal pro Woche) wurde von Jungen im Alter von 14–16 Jahren durchgeführt. Die Trainingsintensität wurde von ~62–71% des EWM über ~74–88% des EWM auf ~92–97% des EWM gesteigert. Außerdem erfolgt eine progressive Veränderung der Satzanzahl und der Übungswiederholungen (d. h. von 1 x 10–15 über 2 x 3–15 auf 3 x 8–12 Wiederholungen).

3.1.2 Schnellkraft

Eine Steigerung der Schnellkraft konnte ebenfalls in etlichen Untersuchungen nachgewiesen werden (vgl. Tab. 2). Beispielsweise wird aus einer Studie mit Schwimmerinnen und Schwimmern im Alter von zwölf bis 17 Jahren deutlich, dass sich sowohl allgemeine (z. B. Strecksprung: 2–10%, Jump and Reach Test: 2–12%, 5er-Hop: 4–7%) als auch schwimmspezifische (z. B. 7,5-m-Startzeit: 3–6%, Abschwimmgeschwindigkeit bei der Wende: 1–8%) Schnellkraftleistungen verbessern lassen (Wiedner & Pfeiffer, 2006). Das an Land durchgeführte Übungsprogramm fand trainingsbegleitend über einen Zeitraum von zwei Jahren statt. Im ersten Jahr wurden mit einer Trainingshäufigkeit von einmal pro Woche verschiedene Sprung- und Beinstreckkraftübungen (ca. 60–80 Sprünge pro Trainingseinheit) sowie Sprints trainiert. Im zweiten Jahr wurde die Häufigkeit auf zweimal pro Woche sowie die Sprunganzahl auf 120 pro Trainingseinheit gesteigert.

Krafttraining mit Heranwachsenden steigert die Schnell- und Sprungkraft

3.1.3 Sprungkraft

Reaktiv ausgeführte Sprungkrafttests sind durch das schnelle und direkte Aufeinanderfolgen von Muskeldehnung und Muskelverkürzung gekennzeichnet, was sich u. a. bei der Ausführung verschiedener Sprung- und Laufformen beobachten lässt. Insbesondere das Springen

Wochen ohne Training um 7% reduzierte. Die Ergebnisse der beiden Studien deuten darauf hin, dass sich trainingsbedingte Kraftzuwächse nach Beendigung des Trainings zwar zurückbilden (Instabilität), doch zu einem gewissen Prozentsatz über dem Anfangsniveau bleiben (Stabilität). Inwiefern die Stabilität/Instabilität der Trainingswirkungen durch die Höhe des erzielten Kraftzuwachses und/oder die Dauer der trainingsfreien Periode beeinflusst werden, ist bislang jedoch unklar.

Die beobachtete Rückbildung der Kraftzuwächse nach Beendigung des Trainings verweist auf die Notwendigkeit einer Trainingsfortsetzung. Für Kinder konnte gezeigt werden, dass eine Weiterführung des Trainings mit einer Häufigkeit von einmal pro Woche nicht ausreicht, um die nach acht Wochen erlangten Kraftzuwächse aufrecht zu erhalten (Blimkie, Martin, Ramsay, Sale & MacDougall, 1989). Demgegenüber war für Jugendliche (Alter: 13 ± 1 Jahre) eine einmal wöchentliche Fortführung des Trainings zur Aufrechterhaltung der Effekte eines zwölfwöchigen Krafttrainings (d. h. Last beim Bankdrücken) ausreichend und unterschied sich zudem nicht von einer zweimal pro Woche durchgeführten Trainingsfortsetzung (DeRenne, Hetzler, Buxton & Ho, 1996).

3.2 Wirkungen auf Bewegungsfertigkeiten

3.2.1 Elementare Fertigkeiten

Krafttraining mit Heranwachsenden verbessert elementare und sportartspezifische Fertigkeiten

Die günstige Beeinflussung ausgewählter elementarer Bewegungsfertigkeiten wie Laufen (Sprinten), Springen und Werfen infolge eines Krafttrainings konnte in zahlreichen Untersuchungen gezeigt werden (vgl. Tab. 2). Aus einer Meta-Analyse geht hervor, dass die bei Kindern und Jugendlichen beobachteten Wirkungen einer Effektgröße von 0.52 entsprechen (Behringer, Vom Heede, Matthews & Mester, 2011). Mit anderen Worten, Krafttraining im Kindes- und Jugendalter besitzt positive Transfereffekte auf die zuvor genannten motorischen Fertigkeiten. Die Größe dieses Effektes schwankt jedoch beträchtlich. Beispielsweise werden für Kinder und Jugendliche im Alter von zwölf bis 15 Jahren einerseits signifikante Steigerungen von drei bis 31% (Christou, Smilios, Sotiropoulos, Volaklis, Pilianidis & Tokmakidis, 2006) und andererseits lediglich marginale Verbesserungen von ein bis drei Prozent (Faigenbaum et al., 2007) für das Laufen und Springen berichtet. Als eine Erklärung lässt sich die Verwendung unterschiedlicher Trainingszeiträume anführen, die sich im ersten Fall über 16 Wochen und im zweiten Fall lediglich über sechs Wochen erstreckten.

3.2.2 Sportartspezifische Fertigkeiten

Aufgrund der Tatsache, dass viele Sportarten für ihre Ausübung einen erheblichen Kraftanteil benötigen, lassen sich auch für sportartspezifische Fertigkeiten, krafttrainingsbedingte Verbesserungen erwarten. Tatsächlich konnten bei Jugendlichen, Steigerungen der Leistung in unterschiedlichen Sportarten als Folge einer trainingsbegleitenden Kraftintervention nachgewiesen werden (vgl. Tab. 2). Beispielweise verbesserte sich die Leistung von Baseballspielern bzgl. Schlägergeschwindigkeit (Szymanski et al., 2010), von Fußballern bzgl. Dribblingverhalten (Christou et al., 2006), Schussdistanz (Rubley, Haase, Holcomb, Girouard & Tandy, 2011) und Ballgeschwindigkeit (Wong, Chamari & Wisloff, 2010), von Handballern bzgl. Wurfgeschwindigkeit (Gorostiaga, Izquierdo, Iturralde, Ruesta & Ibanez, 1999) und von Schwimmern bzgl. Startverhalten (Bishop, Smith, Smith & Rigby, 2009) sowie Schwimm- und Gleitgeschwindigkeit (Potdevin, Alberty, Chevutschi, Pelayo & Sidney, 2011) in bedeutsamer Weise. Eine überblicksartige Zusammenfassung dieser und weiterer Befunde geben Harries und Kollegen in einer Meta-Analyse (Harries, Lubans & Callister, 2012). Inwieweit derartige Wirkungen auch bei Kindern anzutreffen sind, sollte im Rahmen zukünftiger Untersuchungen überprüft werden.

3.3 Wirkungen auf die Gesundheit

3.3.1 Verletzungshäufigkeit

Krafttraining mit Heranwachsenden reduziert die Verletzungshäufigkeit

Für Kinder und Jugendliche im Alter von fünf bis 14 Jahren wird im Vergleich zu Erwachsenen des frühen und mittleren Lebensalters ein höheres Auftreten von freizeit- und sportbezogenen Verletzungen berichtet (Conn, Annest & Gilchrist, 2003). Als eine Ursache für das Eintreten von Verletzungen werden Kraftdefizite genannt (Knapik et al., 1991). Krafttrainingsprogramme könnten somit das Potenzial besitzen, diesem personenbezogenen Verletzungsrisikofaktor entgegen zu wirken (vgl. Tab. 2). Für verschiedene Sportarten wie Basketball, Fußball, Handball und Volleyball konnte eine bedeutsame Reduktion der Verletzungshäufigkeit über den Saisonverlauf nachgewiesen werden (Emery & Meeuwisse, 2010; Heidt, Sweeterman, Carlonas, Traub & Tekulve, 2000; Hewett, Lindenfeld, Riccobene & Noyes, 1999; Lehnhard, Lehnhard, Young & Butterfield, 1996; Olsen, Myklebust, Engebretsen, Holme & Bahr, 2005). In der Regel wurden spezifische Kraftübungen in die Vorbereitungsperiode integriert und im Rahmen des

Aufwärmprogramms einzelner Trainingseinheiten umgesetzt. Aufgrund der multifaktoriellen Natur von Sportverletzungen wurden zumeist mehrdimensionale Programme bestehend aus Kraft-, Gleichgewichts- und Dehnübungen sowie plyometrischen Bewegungsaufgaben angewandt. Hewett et al. (1999) führten ein derartiges Programm beispielsweise über einen Zeitraum von sechs Wochen durch und beobachteten im Saisonverlauf eine signifikant geringere Verletzungshäufigkeit in der Interventions- (0,12 Verletzungen pro 1000 Spielteilnahmen) gegenüber der Kontrollgruppe (0,43 Verletzungen pro 1000 Spielteilnahmen) für die Sportarten Basketball, Fußball und Volleyball. Eine Voraussetzung hierfür scheint die hohe Beteiligungsrate (>70%) am Trainingsprogramm zu sein, da in einer Studie mit geringerer Rate (<60%) kein bedeutsamer verletzungspräventiver Effekt gefunden werden konnte (Steffen, Myklebust, Olsen, Holme & Bahr, 2008).

3.3.2 Knochenstatus

Krafttraining mit Heranwachsenden erhöht die Knochendichte

Der Zeitraum des Kindes- und Jugendalters wird als besonders sensible Phase für den Aufbau der Knochenmasse angesehen (Bass, 2000; Davies, Evans & Gregory, 2005; Khan, McKay, Haapasalo et al., 2000). Eine in der Kindheit und Jugend angelegte hohe Knochenmasse senkt wiederum das Risiko, eine osteoporotische Fraktur im mittleren und späteren Erwachsenenalter zu erleiden (Cummings, Black, Nevitt et al., 1993). Der Aufbau von Knochenmasse wird u. a. durch mechanische Belastungen stimuliert (Vicente-Rodriguez, 2006; Welten, Kemper, Post et al., 1994). Derartige Belastungen können durch Krafttraining induziert werden, da hierbei hohe Zug- und Druckkräfte auf die knöchernen Strukturen einwirken. Unter Verwendung eines herkömmlichen gerätebasierten Krafttrainingsprogramms konnten in ersten Studien jedoch keine oder nur vereinzelt bedeutsame Veränderungen nachgewiesen werden (Blimkie, Rice, Webber, Martin, Levy & Gordon, 1996; Nichols, Sanborn & Love, 2001). Als Begründung werden neben einer inadäquaten Trainingsdauer sowie einer kleinen Stichprobengröße vor allem das Fehlen einer spezifischen Trainingsreizsetzung diskutiert. Bezogen auf den zuletzt genannten Punkt werden in neueren Studien daher verstärkt plyometrische Übungsformen eingesetzt. Im Ergebnis zeigte sich, dass hiermit sowohl bei Kindern als auch bei Jugendlichen eine signifikante Zunahme der Knochendichte erzielt werden konnte (vgl. Tab. 2). Hervorzuheben ist hierbei eine schulbasierte Studie von McKay et al. (2005), in der mittels eines einfach durchzuführenden, kurzzeitigen (ca. drei Minuten pro Tag) und materialfreien Übungsprogramms der

Knochenmineralgehalt in mehreren Körperregionen bedeutsam gesteigert wurde. Im Rahmen des achtmonatigen Programms absolvierten Kinder im Alter von ca. zehn Jahren täglich dreimal zehn Hockstrecksprünge über die Dauer eines Schuljahres.

3.3.3 Körperzusammensetzung

Krafttraining mit Heranwachsenden verbessert die Körperzusammensetzung

In Deutschland wie auch in anderen Ländern existiert ein bedeutsamer Anteil übergewichtiger und fettleibiger Kinder bzw. Jugendlicher (Kurth & Schaffrath Rosario, 2007; Wang & Lobstein, 2006). Daher ist es von besonderer Relevanz, Trainingsprogramme zu entwickeln, die das Potenzial besitzen, dieser Situation entgegen zu wirken. So könnte eine krafttrainingsbedingte Zunahme der Muskelmasse dazu führen, dass sich der energetische Grundumsatz erhöht, da Muskelzellen auch in Ruhe mehr Energie verbrauchen als Fettzellen (LeBrasseur, Walsh & Arany, 2011). Im Ergebnis ließe sich eine bessere Energiebilanz erreichen. Obwohl in ersten Krafttrainingsstudien mit übergewichtigen und fettleibigen Kindern keine bedeutsamen Veränderungen gefunden werden konnten (Treuth, Hunter, Figueroa-Colon & Goran, 1998), ist in jüngerer Zeit dieser Nachweis ansatzweise gelungen (vgl. Tab. 2). Beispielsweise wurde sowohl für Kinder (Alter: sieben bis zehn Jahre, Training: acht Wochen, zweimal pro Woche) als auch für Jugendliche (Alter: 14–18 Jahre, Training: zwölf Wochen, dreimal pro Woche) eine signifikante Reduktion des prozentualen Körperfettanteils ermittelt (Benson, Torode & Fiatarone Singh, 2008a; Velez, Golem & Arent, 2010). Darüber hinaus gibt es Studien, in denen eine bedeutsame Abnahme der Hautfaltendicke in Folge eines acht- bzw. zwölfwöchigen Krafttrainings mit Kindern beobachtet wurde (Faigenbaum, Zaichkowsky, Westcott, Micheli & Fehlandt, 1993; Siegel, Camaione & Manfredi, 1989). Inwiefern sich weitere Parameter wie der Bauchumfang und der Body Mass Index durch Krafttraining bei Kindern und Jugendlichen beeinflussen lassen, muss durch zukünftige Untersuchungen geklärt werden. Neben den dargelegten Befunden sind die Ergebnisse weiterer Studien in mehreren Überblicksartikeln ausführlich nachzulesen (Alberga, Sigal & Kenny, 2011; Atlantis, Barnes & Singh, 2006; Benson, Torode & Fiatarone Singh, 2008b). Abschließend sei noch auf Faktoren hingewiesen, die die Aufnahme und Weiterführung eines Krafttrainings durch übergewichtige Kinder beeinflussen. Pescud, Pettigrew, McGuigan und Newton (2010) konnten hierzu in einer Befragung von sieben- bis elfjährigen Kindern und ihren Eltern feststellen, dass die Entwicklung von Kraft, die Verbesserung der Fitness und die elterliche Unterstützung die Initiierung eines Krafttrainings

sie im Rahmen elektromyographischer Untersuchungen von motorischen Lernprozessen gezeigt werden (Engelhorn, 1988; Kamon & Gormley, 1968). Auch Kraemer, Fry, Frykman, Conroy und Hoffmann (1989) und Sale (186) vermuten, dass aufgrund entwicklungsbedingter Defizite in den Bereichen Ansteuerung agonistischer Muskeln und Zusammenspiel synergistischer Muskeln von Kindern im Vergleich zu Erwachsenen (Shumway-Cook & Woollacott, 1985), ein großes neuronales Anpassungs- und Entwicklungspotenzial besteht (vgl. Abb. 11).

Neuronale Anpassungen als Folge eines zwölfwöchigen Krafttrainings (viermal pro Woche) wurden auch für Jugendliche (Alter: 13–15 Jahre) nachgewiesen (Komi, Viitasalo, Rauramaa & Vihko, 1978). Von den drei beteiligten eineiigen Zwillingspaaren führte jeweils eine Person pro Paar das Training durch. Es zeigte sich sowohl eine signifikante Kraftsteigerung bei isometrischer Kniestreckung (20%) als auch eine bedeutsame Zunahme der Muskelaktivität des m. rectus femoris (38%).

4.2 Muskuläre Mechanismen

Ein gut ausgeprägtes Muskelkorsett lässt sich bei Kindern beobachten, die beispielsweise über mehrere Jahre regelmäßig die Sportart Turnen ausüben. Vor diesem Hintergrund lässt sich vermuten, dass muskuläre Anpassungen[4] (z. B. Erhöhung des Muskelfaserquerschnitts) als Folge eines Krafttrainings bereits im Kindesalter möglich sind. In der Zusammenfassung der Studienlage offenbart sich jedoch ein widersprüchliches Bild. Zum Beispiel konnten Fukunaga, Funato und Ikegawa (1992) in ihrer Studie mit 99 präpubertären Jungen und Mädchen im Alter von neun bis zwölf Jahren einen signifikanten Zuwachs der Querschnittsfläche des Oberarmes nach der Durchführung eines zwölfwöchigen (dreimal pro Woche) isometrischen Krafttrainings für die Ellbogenbeuger zeigen. Auch Lillegard et al. (1997) berichten die Steigerung des Unterarmumfangs bei 28 präpubertären Jungen und Mädchen (Tannerstadium: I–II), die sich an einem zwölfwöchigen Krafttraining (dreimal pro Woche) beteiligten. Die Aussagekraft dieser Befunde wird jedoch durch die Verwendung von Umfangs- und Ultra-

[4] Zusätzliche muskuläre Anpassungen wie Muskelzellvermehrung (Hyperplasie) und Veränderungen in der Muskelfaserzusammensetzung werden nicht weiter ausgeführt, da hierfür Untersuchungen unter Verwendung von Muskelbiopsien notwendig sind. Aus ethischen Gründen werden jedoch bei Kindern und Jugendlichen keine Muskelbiopsien durchgeführt, sodass keine derartigen Studien existieren.

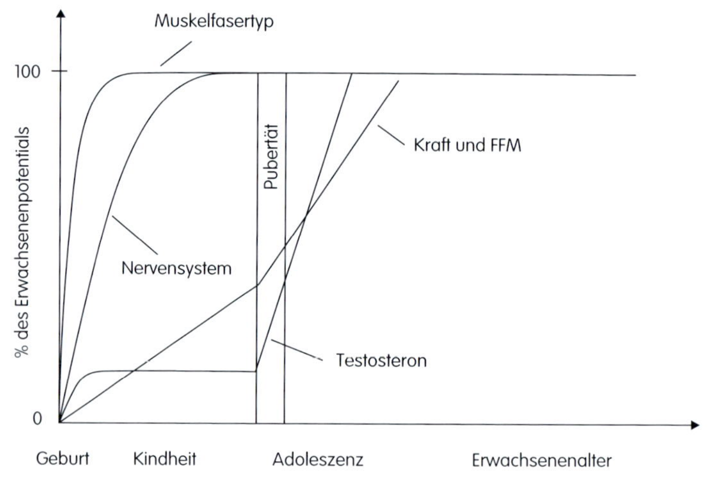

Abb. 11: Schematisches Modell der Entwicklung verschiedener an der Kraftgenerierung beteiligter Systeme von der Geburt bis zum Erwachsenenalter bei männlichen Personen (Anmerkung: FFM = fettfreie Masse). Quelle: Kraemer et al. (1989)

schallmessungen begrenzt, da diese im Vergleich zu bildgebenden Verfahren eine geringere Messgenauigkeit aufweisen. Unter Berücksichtigung dieses Umstandes setzten Mersch und Stoboy (1989) das Verfahren der Magnetresonanztomographie ein und fanden bei präpubertären Jungen (8–11 Jahre) eine Zunahme der Muskelquerschnittsfläche des Oberschenkels (4–9%). Auch diese Studie unterliegt methodischen Vorbehalten, da am zehnwöchigen (sechsmal pro Woche) isometrischen Krafttraining lediglich zwei Zwillingspaare teilnahmen. Gegenüber den Untersuchungen mit positiven Befunden, gibt es vor allem Studien, in denen keine oder nur geringfügige muskuläre Anpassungen nachgewiesen werden konnten (Blimkie, 1989; Granacher et al., 2011; Ozmun, Mikesky & Surburg, 1994; Ramsay et al., 1990; Sailors & Berg, 1987; Siegel, Camaione & Manfredi, 1989; Vrijens, 1978; Weltman et al., 1986). Als Begründung wird auf die geringe Menge zirkulierender, muskelaufbauender Hormone (z. B. Testosteron) verwiesen (vgl. Abb. 11). Daher wird vermutet, dass weniger muskuläre als vielmehr neuronale Anpassungen für die trainingsbedingten Kraftzuwächse bei Kindern verantwortlich sind (Kraemer et al., 1989; Ozmun, Mikesky & Surburg, 1994; Ramsay et al., 1990; Sale, 1989).

Der Studie von Lillegard et al. (1997) lassen sich Aussagen zu muskulären Anpassungen als Folge eines Krafttrainings bei Jugendlichen entnehmen. Die Vergrößerung des Unterarmumfangs war bei den Jungen und Mädchen im pubertären und postpubertären Alter (Tannerstadium: III–IV) deutlich höher als bei den zuvor beschriebenen Kindern im präpubertären Alter (Tannerstadium: I–II). Größere muskuläre Anpassungen (Muskelquerschnittszunahme) bei Jugendlichen (6–9%) gegenüber Kindern (~1%) werden auch von Vrijens (1978) berichtet. Als Begründung lässt sich anführen, dass mit Beginn der Pubertät eine günstigere Hormonlage (d. h. exponentieller Anstieg des Testosteronspiegels) für muskuläre Anpassungsprozesse vorliegt (vgl. Abb. 11).

Zusammenfassend lässt sich festhalten, dass trainingsbedingte Kraftsteigerungen bei Kindern und Jugendlichen vermutlich zu einem geringen Teil durch muskuläre Anpassungen und zu einem Großteil durch neuronale Anpassungen verursacht werden. Aus zeitlicher Perspektive lässt sich hinzufügen, dass der trainingsbedingte Kraftzuwachs in frühen Trainingsphasen von neuronalen Anpassungen und in späteren Phasen von muskulären Anpassungen bestimmt wird (vgl. Abb. 12). Eine weiterführende Diskussion dieses Umstandes findet sich bei Moritani (1994).

Zeitlicher Verlauf trainingsbedingter Anpassungen

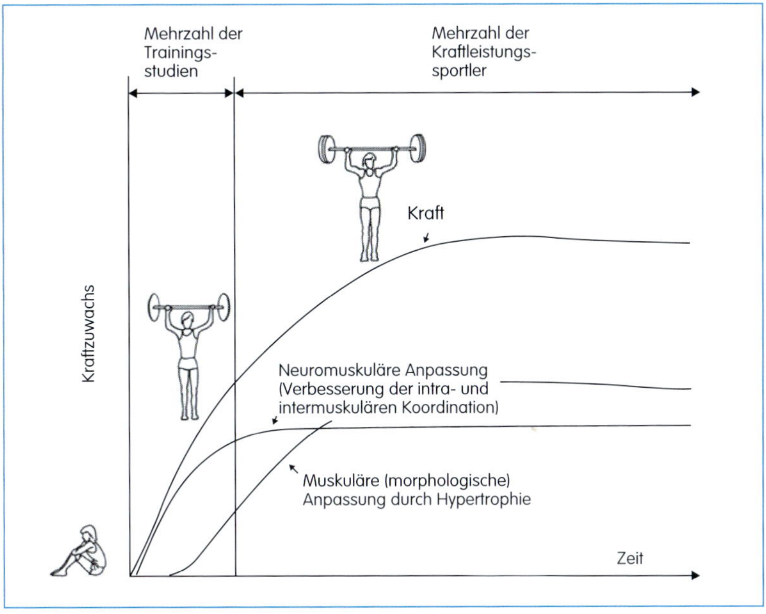

Abb. 12: Relative Bedeutung neuronaler und muskulärer Anpassungen für trainingsbedingte Kraftzuwächse. Quelle: modifiziert nach Sale (2003)

Belastungs-normative	Umsetzung
	• Prinzip der Progression über die Wiederholungszahl, die Serienzahl und die Lasterhöhung • Die Intensität sollte 14-tägig angepasst werden
Bewegungs-geschwindig-keit	• Langsame bis moderate Bewegungsgeschwindigkeit
Anmerkung: EWM = Einer-Wiederholungs-Maximum (engl.: one-repetition maximum, 1RM)	

Tab. 5: Allgemeine Empfehlungen für die Belastungsgestaltung im Krafttraining mit Jugendlichen. Quelle: Granacher et al. (2009)

Belastungs-normative	Umsetzung
Umfang	• 4–12 Wochen (je nach Zielsetzung des Trainings) • Ca. 45 Minuten pro Trainingseinheit • 8–10 Übungen pro Trainingseinheit • 1–3 Serien mit 6–20 Wiederholungen (je nach Zielsetzung des Trainings)
Pause	• Pausen zwischen den Serien/Übungen sollte 1–2 Minuten betragen (kann je nach Zielsetzung variieren)
Häufigkeit	• 2–3 Trainingseinheiten pro Woche an nicht aufeinander folgenden Tagen
Intensität	• Regulierung über die maximale Wiederholungsanzahl (15–20 EWM) oder • Regulierung über das subjektive Belastungsempfinden. Nach Faigenbaum et al. (2004) sollten Jugendliche auf einer Skala von 1–10 den Belastungswert 7 angeben • Prinzip der Progression über die Wiederholungszahl, die Serienzahl und die Lasterhöhung • Regulierung über das EWM im Leistungssport • Prinzip der Progression über die Wiederholungszahl, die Serienzahl und die Lasterhöhung • Die Intensität sollte 14-tägig angepasst werden
Bewegungs-geschwindig-keit	• Langsame bis moderate Bewegungsgeschwindigkeit • Hohe Bewegungsgeschwindigkeit bei kontrollierter Technik im Leistungssport
Anmerkung: EWM = Einer-Wiederholungs-Maximum (engl.: one-repetition maximum, 1RM)	

Tab. 6: Allgemeine Empfehlungen für die Belastungsgestaltung im Sprungkrafttraining mit Kindern. Quellen: Johnson, Salzberg und Stevenson (2011) sowie Lloyd, Meyers und Oliver (2011)

Belastungsnormative	Umsetzung
Umfang	• 8–10 Wochen • Ca. 10–25 Minuten pro Trainingseinheit • 50–60 Sprünge pro Trainingseinheit zu Beginn eines zehnwöchigen Trainings • 90–100 Sprünge pro Trainingseinheit am Ende eines zehnwöchigen Trainings
Seriendauer/ -pause	• 1–3 Serien von 10 Sekunden (ca. 6–10 Sprünge) gefolgt von einer Pause von 90 Sekunden
Häufigkeit	• 2 Trainingseinheiten pro Woche an nicht aufeinander folgenden Tagen
Intensität	• Prinzip der Progression über die Wiederholungszahl oder dem Schwierigkeitsgrad der Sprungübung • Die Intensität sollte wöchentlich angepasst werden

Für die Durchführung eines Sprungkrafttrainings existieren ebenfalls allgemeine Empfehlungen (vgl. Tab. 6) sowie Angaben zur progressiven Belastungsgestaltung im langfristigen Leistungsaufbau vom Kindes- über das Jugend- bis hin zum Erwachsenenalter (vgl. Abb. 13).

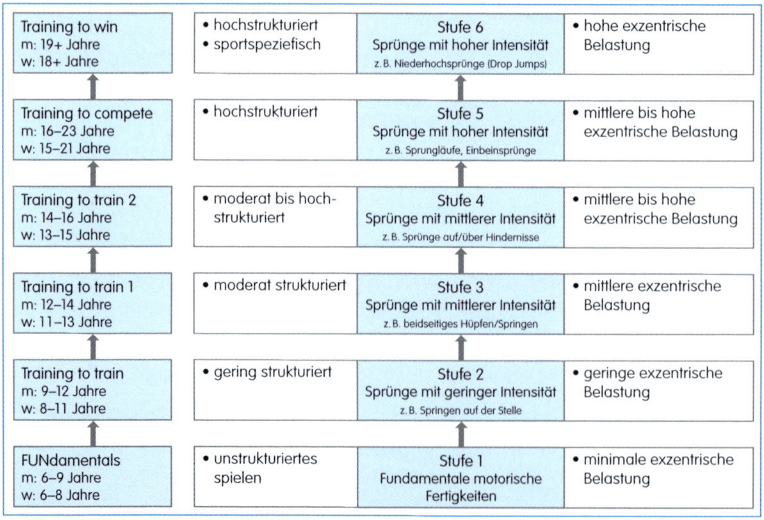

Abb. 13: Modell zur progressiven Belastungsgestaltung des Sprungkrafttrainings im Kindes- und Jugendalter. Quelle: Lloyd, Meyers und Oliver (2011)

5.3.1 Belastungsumfang, -häufigkeit und -intensität

Krafttraining erfordert eine regelmäßige Durchführung über mehrere Wochen

Die Krafttrainingsstudien mit Kindern und Jugendlichen weisen mit vier Wochen bis vier Monaten eine große Spannweite in den verwendeten Trainingszeiträumen auf. Die Mehrzahl der Studien wurde jedoch mit einer Dauer von acht bis zwölf Wochen durchgeführt. Grundsätzlich ist darauf zu achten, dass eine regelmäßige Durchführung des Trainings stattfindet und keine längeren Unterbrechungen entstehen.

Viele Wiederholungen mit moderaten Lasten begünstigen die Trainingswirkung bei Kindern

Hinsichtlich der Serien- und Wiederholungsanzahl finden sich ebenfalls große Unterschiede. So existieren Studien, in denen eine Serie mit sechs bis zehn Wiederholungen (Faigenbaum, Milliken Moulton & Westcott, 2005) oder aber fünf Serien mit zehn Wiederholungen (Ramsay et al., 1990) verwendet wurden. Eine Reihe von Untersuchungen legt dabei nahe, dass Kinder stärker von einem Krafttraining mit moderaten Lasten und vielen Wiederholungszahlen als von hohen Lasten und wenigen Wiederholungszahlen profitieren (Faigenbaum, Loud, O`Connell, Glover & Westcott, 2001; Faigenbaum et al., 1999, 2005). Zum Beispiel wurden in einer Studie 32 Kindern im Alter von fünf bis zwölf Jahren auf drei Gruppen verteilt. Die Gruppe 1 trainierte mit einem Satz (13–15 Wiederholungen) und moderater Last und die Gruppe 2 mit einem Satz (sechs bis acht Wiederholungen) und hoher Last über acht Wochen (Faigenbaum et al., 1999). Die Gruppe 3 diente als Kontrollgruppe. Im Ergebnis steigerten beide Trainingsgruppen u. a. die Kraftwerte für die Beinstrecker im Vergleich zur Kontrollgruppe, wobei die Gruppe 1 gegenüber der Gruppe 2 höhere Zuwächse in der Maximalkraft (41% vs. 31%) wie auch der Kraftausdauer (16% vs. 11%) aufwies. Hinzu kam, dass die Kinder mehr Spaß am Krafttraining bei der Durchführung vieler anstatt weniger Wiederholungen zeigten.

Zwei bis drei Einheiten pro Woche begünstigen die Trainingswirkung

Mit dem Ziel die Auswirkungen unterschiedlicher Trainingshäufigkeiten auf die Kraft der oberen und unteren Extremitäten von Jungen und Mädchen zu untersuchen, führten Faigenbaum, Milliken, Loud, Burak, Doherty und Westcott (2002) eine Studie mit 55 Kindern im Alter von sieben bis zwölf Jahren durch. Während acht Wochen wurde entweder einmal oder zweimal wöchentlich ein Satz bestehend aus zehn bis 15 Wiederholungen absolviert. Im Resultat erzielten die Kinder mit zweimaligen Training sowohl im Bankdrücken (12 % vs. 9%) als auch bei der Beinpresse (25% vs. 14%) höhere Zuwächse im Vergleich zu den Kindern mit einmaligem Training (vgl. Abb. 14). Dieses Ergebnis deutet auf eine gewisse Überlegenheit des zweimal gegenüber dem einmal wöchentlich durchgeführten Krafttrainings hin. Bei Jugendlichen wird in der Regel zwei- bis dreimal pro Woche an nicht aufeinanderfolgen-

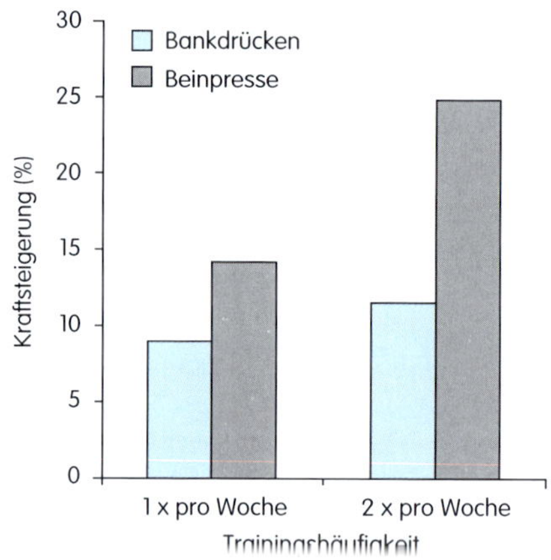

Abb. 14: Prozentuale Kraftsteigerung in Abhängigkeit von der Trainingshäufigkeit für das Bankdrücken und die Beinpresse. Quelle: Faigenbaum et al. (2002)

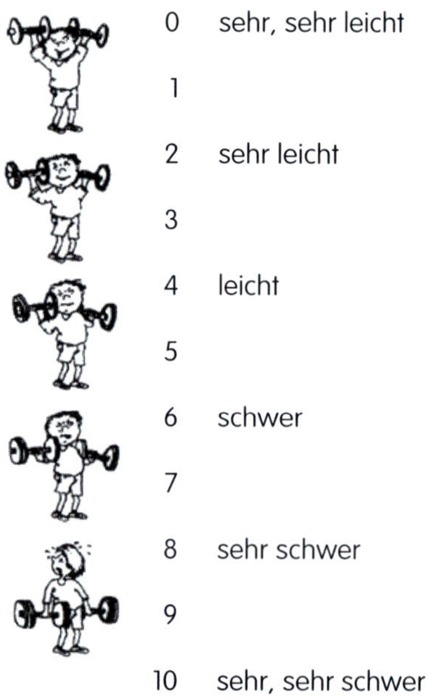

Abb. 15: Skala zur Bestimmung des subjektiven Belastungsempfindens von Kindern im Krafttraining. Quelle: Faigenbaum et al. (2004)

den Tagen trainiert, wodurch eine ausreichende Erholung gesichert wird (Faigenbaum, 2007).

Steuerung der Intensität mittels Wiederholungen oder subjektivem Belastungsempfinden

Im Anfängerbereich sollte die Belastungsintensität über die maximal mögliche Wiederholungszahl (z. B. 15–20 EWM) oder über das subjektive Belastungsempfinden gesteuert werden (Faigenbaum, 2007). Die Validität des subjektiven Belastungsempfindens zur Einschätzung der Belastungsintensität im Krafttraining wurde in einer Studie mit Jungen und Mädchen im Alter von 10 ± 1 Jahre nachgewiesen (Faigenbaum et al., 2004). Die Kinder realisierten an drei nicht aufeinander folgenden Tagen einen Satz bestehend aus zehn Wiederholungen mit 35%, 55% und 75% des EWM für die Übungen Brust- und Beinpresse. Nach jeder Satzabsolvierung wurden sie aufgefordert, die erfahrene Belastung unter Verwendung einer elfstufigen Skala einzuschätzen (vgl. Abb. 15). Im Ergebnis zeigte sich für die obere wie auch für die untere Extremität eine hohe Übereinstimmung zwischen dem genannten Skalenwert und dem absolvierten Prozentwert des EWM. Darüber hinaus wurde ein enger Zusammenhang bei wiederholter Absolvierung der gleichen Trainingsintensität gefunden, was für die Zuverlässigkeit dieses Verfahrens spricht. Unter Verwendung eines vergleichbaren Ansatzes konnten Robertson, Goss, Aaron et al. (2008) für Jungen und Mädchen im Alter von zehn bis 14 Jahren Regressionsgleichungen ermitteln, die eine Abschätzung des EWM für die Übungen Armbeugung und Kniestreckung anhand des subjektiven Belastungsempfindens ermöglichen.

5.3.2 Bewegungsgeschwindigkeit und Pausengestaltung

Anfängliche Übungsausführung mit langsamer bis moderater Geschwindigkeit

Untrainierte sollten Krafttrainingsübungen in kontrollierter Form und mit langsamer bis moderater Bewegungsgeschwindigkeit durchführen. Bei Kindern und Jugendlichen mit Krafttrainingserfahrung oder leistungssportlicher Ausrichtung kann die Bewegungsausführung mit erhöhter Geschwindigkeit erfolgen (Faigenbaum, 2007). In Bezug auf die Atmung ist darauf zu achten, dass in der konzentrischen Bewegungsphase (d. h. Bewegung der Last aus der Ausgangsstellung in die Umkehrstellung) ausgeatmet und in der exzentrischen Bewegungsphase (d. h. Bewegung der Last aus der Umkehrstellung in die Ausgangsstellung) eingeatmet wird (Sale, 1989).

Serienpausen bei der Durchführung eines Mehrsatztrainings sowie Übungspausen im Rahmen eines Kreis-/Zirkeltrainings betragen in der Regel ein bis zwei Minuten (Faigenbaum, 2007). Beispielweise konnten Faigenbaum, Ratamess, McFarland et al. (2008) bei Kindern und Jugendlichen zeigen, dass die Leistung im Bankdrücken für dreimal zehn Wiederholungen mit ca. 75% des EWM keine bedeutsamen Unterschiede in Abhängigkeit der gewählten Serienpause (d. h. eine, zwei oder drei Minuten) aufweist. Eine Verkürzung bzw. Verlängerung der Pausendauer sollte daher in Abhängigkeit des Trainingsziels erfolgen. Besteht das Ziel zum Beispiel darin, den Energieumsatz zu fördern, dann sollte mit geringen Lasten und kurzen Pausen (kleiner als eine Minute) trainiert werden.

5.4 Umsetzung des Krafttrainings: Maschinen, Freihanteln, eigenes Körpergewicht, Zusatzgeräte

Umsetzung der Krafttrainings nach Zielen und Zielgruppen

Eine Literaturanalyse zeigt, dass zur Umsetzung des Krafttrainings Übungen an Kraftmaschinen (u. a. Faigenbaum et al., 1999, 2002, 2005; Ramsay et al., 1990; Tsolakis, Vagenas & Dessypris, 2004), mit Freihanteln (u. a. Benson, Torode & Fiatarone Singh, 2008; Nichols, Sanborn & Love, 2001; Sadres et al., 2001), mit dem eigenen Körpergewicht (u. a. Flanagan, Laubach, De Marco et al., 2002; Pikosky, Faigenbaum, Westcott & Rodriguez, 2002) oder mit Zusatzgeräten (u. a. Faigenbaum et al., 2001; Lubans, Aguiar & Callister, 2010; Lubans, Sheaman & Callister, 2010) durchgeführt werden. Der Einsatz jeder der vier Formen ist berechtigt, wobei jedoch gewisse Aspekte Berücksichtigung finden sollten (vgl. Tab. 7). Maschinengestütztes Krafttraining kann dann Anwendung finden, wenn kindgerechte Trainingsgeräte vorhanden sind. Diese sind auf die Körpermaße von Kindern angepasst und erlauben eine exakte Einstellung der Gelenkposition sowie eine feinabgestufte Lastdosierung. Derartige Geräte sind in ihrer Anschaffung, Wartung und Pflege teuer. Darüber hinaus stellt das Training an Kraftmaschinen aus methodischer Sicht nur geringe koordinative Anforderungen, da auf vorgegebenen Bewegungsbahnen/-amplituden gearbeitet wird. Ein maschinengestütztes Krafttraining eignet sich daher vor allem für Anfänger, zu Beginn oder bei Wiederaufnahme des Trainings (Faigenbaum, 2007).

Krafttraining mit Maschinen und Freihanteln erlaubt genaue Lastdosierung

Das Training mit Freihanteln (Kurz-/Langhanteln) bietet ebenfalls den Vorteil der genauen Lastdosierung. Zudem ist das Training koordinativ anspruchsvoll, da in der offenen Kette geübt wird und die gesamte Gelenksamplitude ausgenutzt werden kann. Diese Form des Krafttrainings eignet sich für Fortgeschrittene oder für Personen mit leistungssportlicher Ausrichtung sowie für spätere Trainingsphasen (Faigenbaum, 2007).

Tab. 7: Vor- und Nachteile verschiedener Formen des Krafttrainings. Quelle: Faigenbaum (2007)

Trainingsform	Vorteile	Nachteile
Maschinen	• Exakte Belastungsdosierung • Exakte Einstellung der Gelenkposition	• Geringe koordinative Anforderungen • Hoher materieller Kostenaufwand
Freihanteln	• Exakte Belastungsdosierung • Bewegungsausführung über die gesamte Gelenksamplitude möglich • Hohe koordinative Anforderungen	• Hoher Betreuungsaufwand
Eigenes Körpergewicht	• Schonende Belastungen • Kein materieller Kostenaufwand • Einfach umsetzbar	• Schwierige Dosierung der Belastungsintensität • Schwierige Progression der Trainingsgestaltung
Zusatzgeräte	• Hohe koordinative Anforderungen • Abwechslungsreiche Trainingsgestaltung • Geringer materieller Kostenaufwand	• Höchste Widerstandswirkung in der Gelenkendstellung beim Einsatz elastischer Bänder

Das Training mit dem eigenen Körpergewicht ist im Vergleich zu den beiden anderen Trainingsformen einfach und kostenfrei durchzuführen und eignet sich insbesondere für den Schul- und Vereinssport. Jedoch lässt sich die Dosierung der Belastungsintensität nur ungenau kontrollieren, wodurch eine progressive Trainingsgestaltung erschwert wird. Eine vergleichende Studie mit zwei Krafttrainingsgruppen (Training mit Maschinen vs. eigenem Körpergewicht) und einer Kontrollgruppe führten Flanagan et al. (2002) durch. Die Jungen und Mädchen im Alter von ca. acht bis neun Jahren trainierten über einen Zeitraum von zehn Wochen (zweimal pro Woche). Für die beiden Trainingsgruppen wurden Übungen ausgewählt, die zueinander korrespondierende Muskelgruppen beanspruchten (z. B. Training der Brustmuskulatur mittels Bankdrücken vs. Liegestütz). Im Ergebnis zeigten sich in den Übungen Standweitsprung und Medizinballstoß für die Gruppe mit maschinengestütztem Training (9% und 4%) wie auch für die mit dem eigenen

Tab. 8: Allgemeine Empfehlungen zur progressiven Belastungsgestaltung im Krafttraining mit Kindern und Jugendlichen. Quelle: Faigenbaum et al. (2009)

Belastungs-normative	Anfänger	Fortgeschrittene	Experten
Intensität	50–70% des EWM	60–80% des EWM	70–85% des EWM
Umfang	1–2 Serien x 10–15 Wiederholungen	2–3 Serien x 8–12 Wiederholungen	≥3 Serien x 6–10 Wiederholungen
Serienpause	1 min	1–2 min	2–3 min
Häufigkeit	2–3 x pro Woche	2–3 x pro Woche	3–4 x pro Woche
Anmerkungen: Anfänger bezeichnet Personen, die keine oder begrenzte (≤2–3 Monate) Erfahrung mit Krafttraining besitzen. Fortgeschrittene bezeichnet Personen, die drei bis zwölf Monate Erfahrung mit Krafttraining besitzen. Experten bezeichnet Personen, die mehr als zwölf Monate Erfahrung mit Krafttraining besitzen (Faigenbaum et al., 2009). EWM = Einer-Wiederholungs-Maximum (engl.: one-repetition maximum, 1RM)			

Körpergewicht trainierende Gruppe (4% und 12%) signifikante Leistungszuwächse im Vergleich zur Kontrollgruppe.

Krafttraining mit dem eigenen Körpergewicht und Zusatzgeräten ist kostengünstig und einfach umsetzbar

Abschließend sei noch auf eine Studie von Faigenbaum et al. (2001) hingewiesen, die ebenfalls einen Vergleich zwischen unterschiedlichen Krafttrainingsmitteln vornahm. Durchgeführt wurde ein Training mit Maschinen und ein Training mit Zusatzgeräten (Medizinbälle: 1–2,5 kg) sowie eine Kombination aus beiden Formen. Die Programme wurden von Jungen und Mädchen im Alter von fünf bis zwölf Jahren über eine Dauer von acht Wochen (zweimal pro Woche) absolviert. Der Leistungszuwachs in der Übung Bankdrücken war für alle Gruppen signifikant, fiel aber für das Medizinballtraining (7%) im Vergleich zu den beiden anderen Trainingsformen am geringsten aus (16–17%).

Reihungsregeln für das Krafttraining

Zusammenfassend lässt sich festhalten, dass ein Krafttrainingsprogramm mit maschinengestützten Übungen beginnen sollte. Mit zunehmender Trainingserfahrung können Übungen mit Freihanteln sowie Zusatzgeräten (z. B. Medizinball) hinzukommen, um eine koordinativ anspruchsvolle und abwechslungsreiche Trainingsgestaltung zu gewährleisten. Innerhalb einer Trainingseinheit sollte jeweils eine Übung pro großer Muskelgruppe absolviert werden. Folgende Reihungsregeln sind zu beachten:

- Erst leichte, dann schwere Gewichte verwenden.
- Erst Einsatztraining, dann Mehrsatztraining.
- Erst die Armmuskulatur, dann die Bein-/Rumpfmuskulatur trainieren.
- Erst große, dann kleine Muskelgruppen trainieren.
- Erst mehrgelenkige, dann eingelenkige Übungen ausführen,
- Koordinativ herausfordernde Übungen zu Beginn einer Trainingseinheit (d. h. im ermüdungsfreien Zustand) durchführen.
- Eine ausgeglichene Übungsverteilung (z. B. Training der Beinstrecker und Beinbeuger) vornehmen (Faigenbaum, 2007, 2011; Kraemer et al., 1989).

Progression im Training: Umfangs- vor Intensitätssteigerung

Zur Steuerung der Progression im Krafttraining mit Kindern und Jugendlichen wird zuerst der Umfang (d. h. Wiederholungs- und Serienzahl) und danach die Intensität (d. h. Laststufe) gesteigert (Faigenbaum, 2007). Ein dreistufiges Programm zur progressiven Belastungsgestaltung im Krafttraining mit Kindern und Jugendlichen ist der Tabelle 8 zu entnehmen (Faigenbaum et al., 2009).

5.5 Sicherheitshinweise zur Verletzungsprophylaxe

Wie in Kapitel 3 ausgeführt, ist die Verletzungshäufigkeit im Krafttraining mit Kindern und Jugendlichen im Vergleich zu anderen Sportarten (z. B. Leichtathletik, Fußball) geringer ausgeprägt. Somit lässt sich ableiten, dass Krafttraining eine relativ sichere Trainingsmaßnahme darstellt. Wenn es dennoch zu Verletzungen kommt, dann sind weniger die Belastungsintensität als vielmehr eine mangelnde Hebetechnik aufgrund unzureichender Bewegungsanweisungen und zu hoher Lasten für krafttrainingsbedingte Verletzungen im Kindes- und Jugendalter verantwortlich (Faigenbaum & Myer, 2010b; Faigenbaum et al., 2011). Die Vorbeugung von Verletzungen im Krafttraining kann durch ein professionell angeleitetes Training bestehend aus altersgerechten Belastungsvorgaben, kompetenten Anweisungen und entsprechender Betreuung sowie durch die Beachtung von Sicherheitsmaßnahmen erreicht werden (vgl. Tab. 9). Generell wird ein Betreuungsverhältnis von 1:10 (Übungsleiter vs. Kind/Jugendlicher) empfohlen (Faigenbaum et al., 1996). Als Organisationsform bietet sich beispielweise ein Kreistraining an. Dieses kann paarweise durchgeführt werden, wobei eine Person trainiert und die andere Person die Bewegungsausführung kontrolliert sowie motivierend wirkt (Granacher et al., 2011).

Krafttraining erfordert fachgerechte Anleitung und Betreuung

Tab. 9: Risikofaktoren und entsprechende Sicherheitsmaßnahmen im Krafttraining mit Kindern und Jugendlichen. Quellen: Faigenbaum et al. (2011) und Myer et al. (2011)

Risikofaktor	Sicherheitsmaßnahme
Fehlende fachmännische Betreuung	Inhaltlich richtige und rechtzeitige Anweisungen durch ausgebildete Fachpersonen
Ungesicherte Trainingsfläche	Sichere Trainingsfläche und richtige Anordnung der Krafttrainingsgeräte
Falsche Gerätelagerung	Richtige Lagerung der Krafttrainingsgeräte
Unsachgemäße Gerätenutzung	Einweisung in die Sicherheitsvorschriften auf der Trainingsfläche und in die sichere Handhabung der Krafttrainingsgeräte
Zu hohe Last- und Umfangsgestaltung	Vorgabe und Steigerung des Krafttrainingsprogramms auf der Grundlage der Trainingserfahrung, des kraft- und bewegungstechnischen Ausführungsniveaus
Schlechte Bewegungsausführung	Anschauliche Einweisung und Rückmeldung zur Bewegungsausführung
Schlechte Rumpfkontrolle	Zielgerichtetes, neuromuskuläres Training
Muskuläres Ungleichgewicht	Verwendung von Übungen für die agonistisch und antagonistisch arbeitende Muskulatur (d. h. Beuger und Strecker)
Zurückliegende Verletzungen	Weitergabe dieser Informationen an den behandelnden Arzt und ggf. Abwandlung des Trainingsprogramms
Geschlechtsspezifisches Wachstum	Zielgerichtetes, defizitorientiertes Krafttraining
Unzureichende Erholung	Verwendung aktiver Pausen und Beachtung des Lebensstils (z. B. richtige Ernährung; ausreichender Schlaf)

Kapitel

6

Praktische Umsetzung

Wie lässt sich ein Krafttraining mit Kindern und Jugendlichen umsetzen? Nachdem im Abschnitt 5.3 die allgemeinen Belastungsnormative wie Belastungsumfang, -häufigkeit und -intensität sowie Bewegungsgeschwindigkeit und Pausengestaltung vorgestellt wurden, werden in diesem Kapitel konkrete Übungsbeispiele für ein Krafttraining an Maschinen, mit Freihanteln und Zusatzgeräten (elastische Bänder, Medizinbälle etc.) sowie Übungen mit dem eigenem Körpergewicht und kindgerechte Sprungkraftübungen beschrieben. Insbesondere die drei zuletzt genannten Übungsformen eignen sich für den Schul- und Vereinssport, worauf mit der Bemerkung: „Für den Schul-/Vereinssport empfohlen!“ an entsprechender Stelle nochmals hingewiesen wird.

In den nachfolgenden Tabellen sind alle im Buch dargestellten Übungen getrennt nach einem Krafttraining an Maschinen (vgl. Tab. 10), mit Freihanteln (vgl. Tab. 11), mit Zusatzgeräten (vgl. Tab. 12), mit dem eigenem Körpergewicht (vgl. Tab. 13) und unter Verwendung kindgerechter Sprungkraftübungen (vgl. Tab. 14) überblicksartig aufgeführt. Grundsätzlich wird in Ganzkörperübungen, Übungen für den Oberkörper und Übungen für den Unterkörper unterschieden. Die Übungen für den Ober- und Unterkörper werden nochmals nach wesentlichen Muskelgruppen unterteilt. Für den Oberkörper sind dies Schulter-, Brust-, Arm-, Rumpf-, Bauch- und Rückenmuskulatur und für den Unterkörper sind dies mehrgelenkige Übungen sowie eingelenkige Übungen für die Hüft-, Knie- und Sprunggelenkmuskulatur. Die Zuordnung der einzelnen Übungen orientiert sich an der hauptsächlich beteiligten Muskelgruppe. Jedoch existieren Übungen, bei denen mehrere Muskelgruppen in vergleichbarem Maße beteiligt sind. In diesem Fall sind die entsprechenden Übungen mehrfach ausgewiesen. So ist zum Beispiel die Übung Nummer 55: „Rundstütz“ unter Schultergürtel, Brust und Bauch insgesamt dreimal aufgeführt.

Die Übungen wurden vorzugsweise deutschsprachig benannt und nur dann englischsprachig ausgewiesen, wenn keine adäquate deutsche Bezeichnung vorlag.

Krafttraining mit Maschinen

Tab. 10: Zusammenfassende Übersicht der Übungen für ein Krafttraining mit Maschinen

Muskulatur	Übung
Oberkörper	
Schultergürtel	#1: Rudermaschine
	#2: Butterfly revers
	#3: Latzug frontal
	#4: Dips 1
	#5: Schulterpresse
Brust	#6: Brustpresse
	#7: Butterfly
Arme	#8: Biceps curl 1
Bauch	#9: Abdominal curl
	#10: Abdominal rotation 1
	#11: Beinheben im Unterarmstütz
Rücken	#12: Rückenstrecker
	#13: Back trainer
Unterkörper: mehrgelenkige Übung	#14: Beinpresse
Unterkörper: eingelenkige Übungen	
Hüfte	#15: Hüftstreckung 1
	#16: Hüftabduktion 1
	#17: Hüftadduktion
Knie	#18: Beinstreckung 1
	#19: Beinbeugung 1
Sprunggelenk	#20: Hochzehenstand 1

Krafttraining mit Freihanteln

Tab. 11: Zusammenfassende Übersicht der Übungen für ein Krafttraining mit Freihanteln

Muskulatur	Übung
Oberkörper	
Schultergürtel	#21 Anreißen im gebückten Stand
	#22: Seitheben in Bauchlage
	#23: Barbell overhead press
Brust	#24: Dumbbell pull over
	#25: Bankdrücken
Arme	#26: Barbell and dumbbell biceps curl
	#27: Barbell and dumbbell triceps extension
Rumpf	#28: Barbell core rotation
Bauch	#29 Crunches mit Gewicht
Rücken	#30: Kreuzheben

weiter S. 64

Muskulatur	Übung
Unterkörper: mehrgelenkige Übungen	#31: Kniebeuge 1 #32: Ausfallschritt 1
Unterkörper: eingelenkige Übungen Knie Sprunggelenk	#33: Beinstreckung 2 #34: Hochzehenstand 2

Anmerkung: Krafttraining mit Freihanteln beinhaltet Übungen mit Kurz- und Langhanteln.

Tab. 12: Zusammenfassende Übersicht der Übungen für ein Krafttraining mit Zusatzgeräten

Krafttraining mit Zusatzgeräten

Muskulatur	Übung
Ganzkörperübungen	#35: Stafette – Ballübergabe #36: Stafette – Hängebauchschweine #37: Ballläufer #38: Brückenbauer #39: Zieh- oder Schieberennen #40: Pferdegespann #41: Stafette – leere Lore #42: Krabbenfangen #43: Gemetzel #44: Vulkanausbruch
Oberkörper Schultergürtel	#45: Rudern einarmig #46: Shoulder frontal raise #47: Shoulder lateral raise #48: Kreise zeichnen #49: Upper back in prone position #50: Bauchrutsche #51: Dips 2 #52: Schwingender Tarzan #53: Klimmzug #54: Teppichrutscher #55: Rundstütz #56: Dompteur #57: Affenbrücke

weiter S. 65

Muskulatur	Übung
Brust	#55: Rundstütz #56: Dompteur #58: Liegestütz mit Ball #59: Liegestütz mit Bank #60: Stützsprung
Arme	#61: Biceps curl 2 #62: Triceps extension
Rumpf	#63: Ballübergabe im Seitstütz #64: Rollen mit Ball
Bauch	#55: Rundstütz #56: Dompteur #65: Crunches 1 #66: Vom Kopf über die Füße zum Po #67: Abdominal rotation 2 #68: Ballübergabe mit den Füßen #69: Ballübergabe mit den Händen 1 #70: Ballübergabe mit den Händen 2 #71: Beinheben an der Sprossenwand
Rücken	#48: Kreise zeichnen #49: Upper back in prone position
Unterkörper: mehrgelenkige Übungen	#72: Kniebeuge 2 #73: Frosch
Unterkörper: eingelenkige Übungen Hüfte	#74: Hüftbeugung #75: Hüftstreckung 2 #76: Hüftabduktion 2
Knie	#77: Beinbeugung 2
Sprunggelenk	#78: Hochzehenstand 3

Anmerkung: Krafttraining mit Zusatzgeräten beinhaltet Übungen mit elastischen Bändern, Bällen, Langbänken, Kästen, Tauen, Reifen, Teppichfliesen, Weichbodenmatten sowie der Sprossenwand, der Reckstange und dem Barren.

Tab. 13: Zusammenfassende Übersicht der Übungen für ein Krafttraining mit dem eigenen Körpergewicht

Krafttraining mit dem eigenen Körpergewicht

Muskulatur	Übung
Ganzkörperübungen	#79: Schildkrötendrehen #80: Linienziehen #81: Rübenziehen oder Pfannkuchenräuber
Oberkörper Schultergürtel	#82: Vorne – vorne, Seite – Seite, … #83: Liegestütz #84: Liegestütz zur Begrüßung #85: Salamander #86: In Bauchlage klatschen #55: Rundstütz #56: Dompteur #58: Liegestütz mit Ball #59: Liegestütz mit Bank #60: Stützsprung
Brust	#82: Vorne – vorne, Seite – Seite, … #83: Liegestütz #84: Liegestütz zur Begrüßung #85: Salamander
Rumpf	#87: Seitstütz #88: Vor-/Rückrollen
Bauch	#83: Liegestütz #84: Liegestütz zur Begrüßung #85: Salamander #89: Crunches 2 #90: Schiffchen
Rücken	#86: In Bauchlage klatschen #91: Stütz rücklings
Unterkörper: mehrgelenkige Übungen	#92: Kniebeuge 3 #93: Ausfallschritt 2
Unterkörper: eingelenkige Übung Hüfte	#94: Hüftabduktion 3

Krafttraining mit Sprungübungen

Tab. 14: Zusammenfassende Übersicht der Übungen für ein Sprungkrafttraining

Muskulatur	Übung
Unterkörper: mehrgelenkige Übungen	#95: Springen in Schrittstellung #96: Hampelmann #97: Langläufer #98: Sprungleiter #99: Springen im Kreuz #100: Stufenspringen #101: Treppenspringen #102: Seilspringen #103: Kniehebelauf #104: Wechselsprünge

Für jede Übung werden die Ausgangs- und Umkehrstellung bzw. der Ausführungsverlauf, die beteiligten Hauptmuskeln sowie Hinweise zur sicheren Bewegungsausführung aufgeführt. Zusätzlich werden Übungsvarianten vorgestellt.

6.1 Allgemeine Anmerkungen

Wie bereits im Abschnitt 5.3 ausgeführt, richtet sich die Auswahl der Belastungsnormative nach dem Wachstums-, Reifungs- und Entwicklungsstand der Trainierenden sowie deren bisherigen Erfahrungen im Umgang mit Krafttraining und dem damit verbundenen Trainingsziel.
Beim Krafttraining mit Kindern und Jugendlichen sollte auf das Tragen von Sportkleidung (insbesondere von Sportschuhen) geachtet werden. Darüber hinaus wird aus hygienischen Gründen die Verwendung eines eigenen Handtuchs empfohlen.

Hinweise zur Umsetzung von Krafttraining

Alle nachfolgend beschriebenen Übungen werden fortlaufend ausgeführt, d. h. nach Erreichen der Umkehrstellung kommt der Übende wieder zurück in die Ausgangsstellung und beginnt dann erneut mit dem Bewegungszyklus. Weder in der Umkehr- noch in der Ausgangsstellung sollte die Last abgesetzt werden. Dies bedeutet, dass die Last nicht in einer Gelenkstellung „gehalten“, sondern bei leicht gebeugten Gelenken muskulär stabilisiert bzw. geführt wird.
Zur Sicherung der Rumpfstabilität ist darauf zu achten, dass die Bauch- und Rückenmuskulatur angespannt wird.
Die Bewegungsgeschwindigkeit kann bei der Übungsausführung variiert werden und hängt von bereits erworbenen Vorkenntnissen und dem

Trainingszustand ab. Bei Anfängern kann die Bewegung langsam innerhalb von vier Sekunden von der Ausgangs- bis zur Umkehrstellung ausgeführt werden. Der Weg zurück in die Ausgangsstellung folgt dem gleichen Schema. Bei Geübten kann über die Dauer von zwei Sekunden oder sogar nur einer Sekunde von der Ausgangsstellung bis zum Erreichen der Umkehrstellung gearbeitet werden. Dadurch lässt sich die Bewegungsgeschwindigkeit erhöhen. Hier ist eine Unterscheidung zwischen überwindender (konzentrisch) und nachgebender (exzentrisch) Phase der Bewegungsausführung möglich. So wird zum Beispiel im Rahmen des Schnellkrafttrainings in der konzentrischen Phase schnell und in der exzentrischen Phase langsam gearbeitet. Bei der Bewegungsausführung ist eine Pressatmung (d. h. Anhalten der Luft) zu vermeiden. Anstatt dessen sollte von der Ausgangs- zur Umkehrstellung ausgeatmet und von der Umkehr- zur Ausgangsstellung eingeatmet werden.

Grundlegende Begriffe, die für die Übungsbeschreibung hinsichtlich relevanter Positionen und Ausführungsbedingungen verwendet werden, sind in Tabelle 15 beschrieben. Diese Begriffe sind im Text mit einem * gekennzeichnet.

Begrifflichkeiten zur Charakterisierung der Übungsausführung

Tab. 15: Erklärung grundlegender Begrifflichkeiten zur Beschreibung der Ausführungsbedingungen von Krafttrainingsübungen

Begriff	Charakterisierung
Abduktion	Wegführung (lat. *abductio*)
Adduktion	Heranführung (lat. *adducere*)
Autochtone Rückenmuskeln	Synonym für den Wirbelsäulenaufrichter (m. erector spinae), der aus vielen verschiedenen Muskeln, die hinten an der Wirbelsäule und den Rippen ansetzen, besteht. Diese Muskeln werden in einen medialen und lateralen Strang unterteilt.
C-minus Position	Überstreckung des Rückens bzw. des Körpers. Im Gegensatz dazu bedeutet „C-plus" Beugen, Einrollen der Wirbelsäule und Neutral-Null-Position (aufrechter Stand).
caudal	Nach unten, steißwärts (lat. *cauda* = Schwanz).
cranial	Nach oben, kopfwärts (lat. *cranium* = Kopf, Schädel).
dorsal	Nach hinten, rückenwärts (lat. *dorsum* = Rücken).

weiter S. 69

Begriff	Charakterisierung
Fersenlot	Verlauf der Linie von Achillessehne zur Ferse, die „im Lot" sein sollte.
Gerader Rücken	Normale Krümmung der Wirbelsäule mit Lordose und Kyphose, jedoch kein Flachrücken (Doppel-S-Form).
Hammergriff	Handhaltung wie beim Halten eines Hammers.
Kammgriff	Griffart, bei welcher der Handrücken nach unten und die Daumen nach außen zeigen.
Neutral-Null-Stellung	Gelenkstellungen beim Menschen im aufrechten Stand, Füße parallel, Arme seitlich am Körper, die Daumen zeigen nach vorn. Diese Position wird für alle Gelenke als Nullgradposition definiert.
Pendelstafette	Während bei der normalen Stafette die Kinder einer Gruppe von einem Startpunkt beginnen und dorthin wieder zurückkehren, um das nächste Kind in das Rennen zu schicken, teilt sich bei der Pendelstafette die Gruppe auf zwei Startpunkte auf. Zwischen diesen pendeln die Kinder hin und her.
Pronation	Drehbewegung der Hand oder des Fußes bei gleichzeitiger Hebung des äußeren Handballens bzw. äußeren Fußrandes.
Ristgriff	Griffart, bei welcher der Handrücken nach oben und die Daumen nach innen zeigen (Oberhandgriff).
Supination	Drehbewegung der Hand oder des Fußes bei gleichzeitiger Hebung des inneren Handballens bzw. inneren Fußrandes.
Ventral	Nach vorn, bauchwärts (lat. *venter* = Bauch).

6.2 Übungsbeispiele für ein Krafttraining an Maschinen

Krafttraining mit Maschinen: gut für Einsteiger

Da sich der Einsatz von Krafttraining im Kindes- und Jugendalter seit einigen Jahren einer zunehmenden Beliebtheit erfreut, haben etliche Hersteller (z. B. Cardio Kids; Edge Fitness Hydrafit) mittlerweile altersgerechte Kraftmaschinen entwickelt. Diese Maschinen können auf die anthropometrischen Körpermaße von Kindern und Jugendlichen angepasst werden. Ihre Vorteile liegen in der einfachen Handhabung, da sich die jeweilige Last exakt und feinstufig dosieren lässt (z. B. 5 kg; 7,5 kg; 10 kg) und die Gelenkpositionen (z. B. 90 Grad im

Kniegelenk) genau einstellbar sind. Dabei sind Richtung und Weite der Bewegungsausführung (z. B. horizontale Beuge-Streck-Bewegung) vorgegeben. Auch handelsübliche Kraftmaschinen lassen sich durch entsprechende Modifikationen auf die körperlichen Voraussetzungen von Kindern und Jugendlichen anpassen und somit für das Krafttraining nutzen.

Generell eignen sich maschinengestützte Übungen insbesondere für Krafttrainingseinsteiger, da die koordinativen Anforderungen an die Bewegungsausführung minimal sind. Darüber hinaus eignet sich ein Krafttraining an Maschinen insbesondere für übergewichtige sowie fettleibige Kinder und Jugendliche, da viele Übungen in sitzender Position und damit gewichtsentlastend durchgeführt werden können.

Übung für den Oberkörper (Schultergürtel)

#1: Rudermaschine

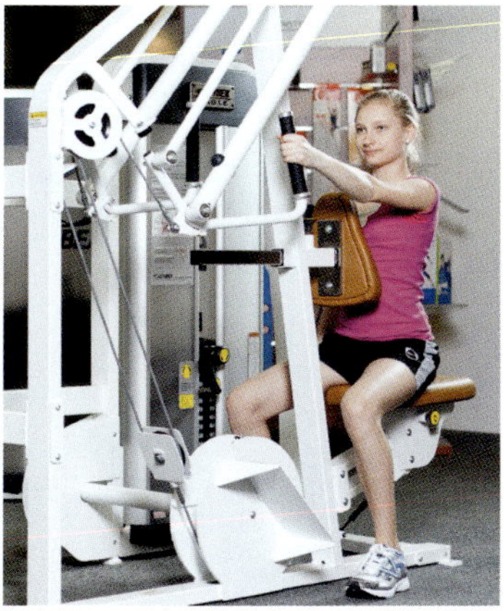

Ausgangsstellung

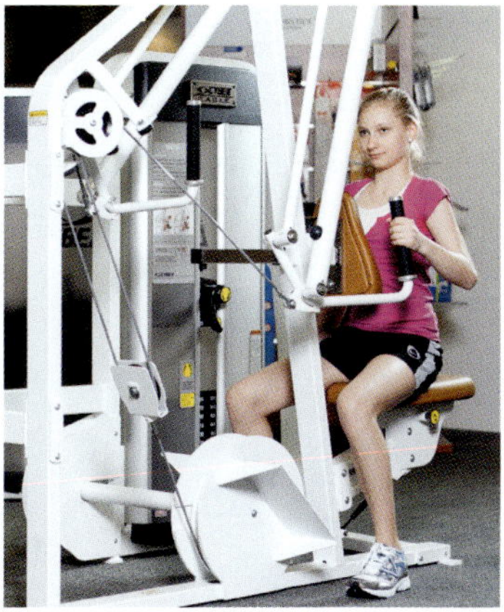

Umkehrstellung

Positionierung	• Die Füße hüftbreit und parallel zueinander auf dem Boden aufstellen. • Die Fußspitzen zeigen nach vorne. • Die Sitzhöhe so einstellen, dass die Oberschenkel leicht ablaufend sind. • Die Hände greifen den Haltegriff auf Schulterhöhe.
Ausführung	• Die Arme beugen bis die Ellbogen knapp hinter der Schulterachse sind und wieder strecken, ohne das Gewicht abzusetzen. • Während der Übungsausführung eine aufrechte Körperhaltung einnehmen.
Hinweise	• Die Übung hat für den Wirbelsäulenaufrichter eine größere Wirkung, wenn das Brustpolster nicht oder nur leicht berührt wird und die Füße auf dem Boden aufgestellt sind. • Vermeide eine Überstreckung der Wirbelsäule (keine C-minus Position*)!
Muskeln	Wirbelsäulenaufrichter (m. erector spinae); mittlerer Kapuzenmuskel (m. trapezius pars transversa); breiter Rückenmuskel (m. latissimus dorsi); großer Rundmuskel (m. teres major); dreiköpfiger Armstrecker (m. triceps brachii); Deltamuskel, hinterer Anteil (m. deltoideus pars spinalis); großer Brustmuskel (m. pectoralis major)

Übung für den Oberkörper (Schultergürtel)

#2: Butterfly revers

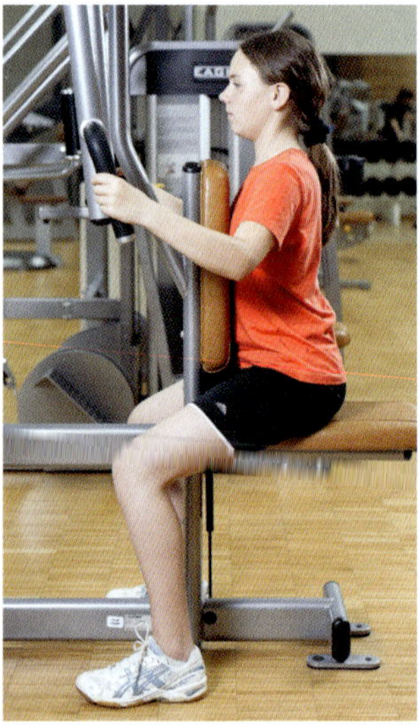

Ausgangsstellung

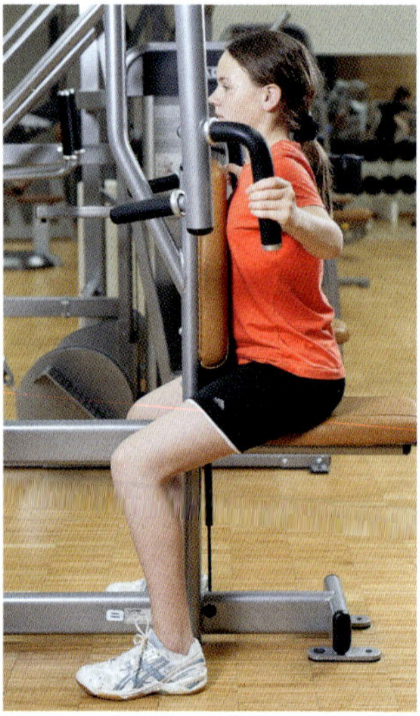

Umkehrstellung

Positionierung	• Die Füße auf der Fußstütze oder hüftbreit und leicht außenrotiert auf dem Boden aufstellen. • Die Sitzhöhe so einstellen, dass die Oberschenkel leicht abfallend sind. • Die Hände greifen den Haltegriff unterhalb der Schulterhöhe in der Neutral-Null-Stellung*.
Ausführung	• Die Arme über außen zurückführen bis die Ellenbogen knapp hinter der Schulterachse sind und wieder zurückführen, ohne das Gewicht abzusetzen.
Hinweise	• Die Übung hat für die Körperhaltung eine größere Wirkung, wenn das Brustpolster nicht oder nur leicht berührt wird. • Vermeide eine Überstreckung der Wirbelsäule (keine C-minus Position*)!
Muskeln	Breiter Rückenmuskel (m. latissimus dorsi); Kapuzenmuskel, querverlaufender Anteil (m. trapezius pars transversa); Deltamuskel, hinterer Anteil (m. deltoideus pars spinalis); Obergrätenmuskel (m. supraspinatus); dreiköpfiger Armstrecker (m. triceps brachii)

Übung für den Oberkörper (Schultergürtel)

#3: Latzug frontal

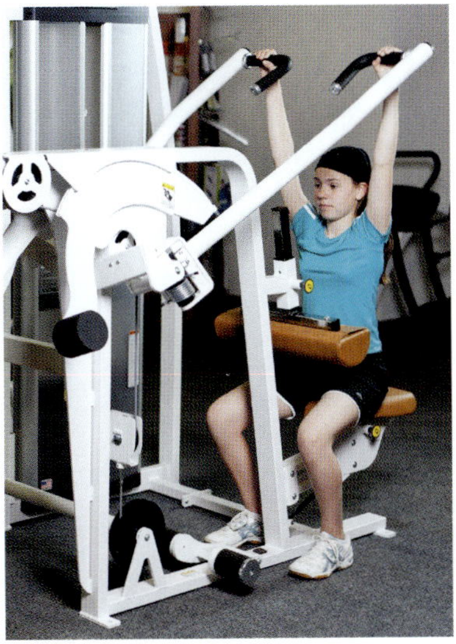

Ausgangsstellung

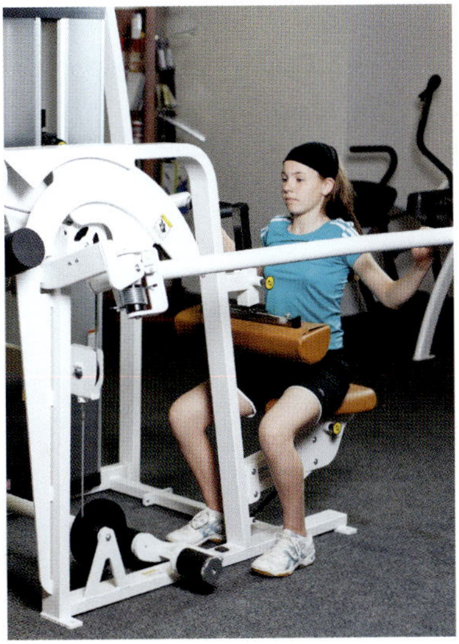

Umkehrstellung

Positionierung	• Die Füße auf der Fußstütze oder hüftbreit und leicht außen rotiert auf dem Boden aufstellen. • Die Sitzhöhe so einstellen, dass die Oberschenkel leicht abfallend sind. • Die Hände greifen den Haltegriff im Ristgriff*.
Ausführung	• Die Hände bis auf Höhe des Kinns zum Körper heranziehen und wieder zurückführen.
Hinweise	• Spanne die Bauch- und Rückenmuskulatur an! • Vermeide eine Überstreckung der Wirbelsäule (keine C-minus Position*)!
Muskeln	Großer Brustmuskel (m. pectoralis major); breiter Rückenmuskel (m. latissimus dorsi); großer Rundmuskel (m. teres major)
Variation	a) Grundübung mit Händen im Hammergriff* ausführen. b) Einarmige Ausführung der Grundübung.

Übung für den Oberkörper (Schultergürtel)

#4: Dips 1

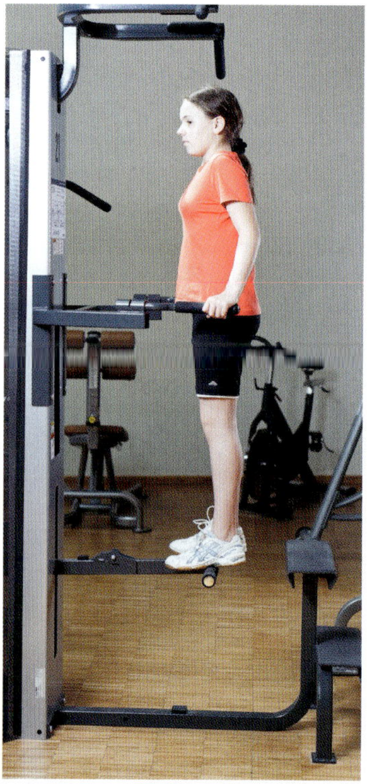

Ausgangsstellung

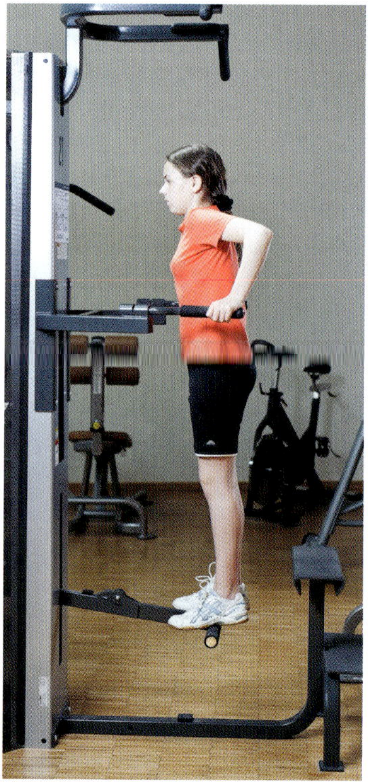

Umkehrstellung

Positionierung	• Die Arme strecken und die Hände greifen den Haltegriff im Hammergriff*. • Die Füße hüftbreit auf der Fußstütze aufstellen. Die Schultern in Neutral-Null-Stellung* ausrichten.
Ausführung	• Die Ellenbogen beugen und wieder strecken.
Hinweise	• Ein Spiegel kann bei der korrekten Übungsausführung helfen.
Muskeln	Dreiköpfiger Armstrecker (m. triceps brachii); vorderer Sägemuskel (m. serratus anterior); Kapuzenmuskel, aufsteigender Anteil (m. trapezius pars ascendens)
Variation	a) Grundübung mit dem eigenen Körpergewicht (d. h. ohne Fußstütze) ausführen.

Übung für den Oberkörper (Schultergürtel)

#5: Schulterpresse

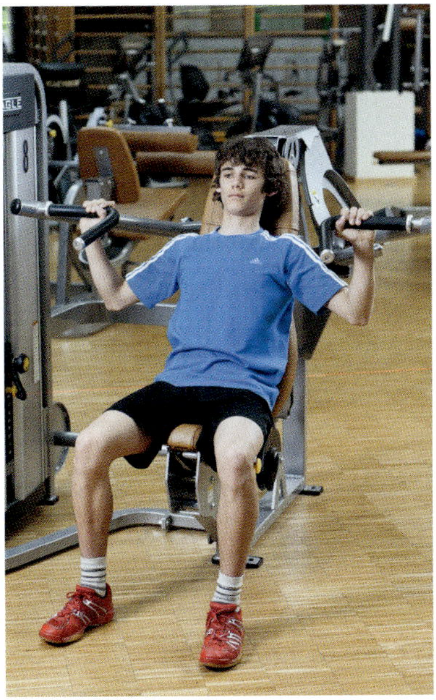

Ausgangsstellung

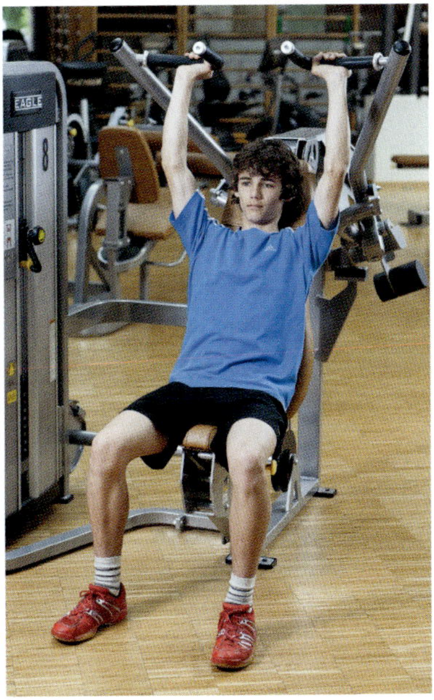

Umkehrstellung

Positionierung	• Die Füße hüftbreit und parallel zueinander auf dem Boden aufstellen. • Die Sitzhöhe so einstellen, dass die Oberschenkel leicht abfallend sind. • Die Hände greifen den Haltegriff im Ristgriff*.
Ausführung	• Die Arme strecken und wieder zurückführen, ohne das Gewicht abzusetzen.
Hinweise	• Spanne die Bauchmuskulatur vor dem Beginn der Bewegung an!
Muskeln	Deltamuskel (m. deltoideus); dreiköpfiger Armstrecker (m. triceps brachii); großer Brustmuskel (m. pectoralis major); zweiköpfiger Armmuskel (m. biceps brachii); Hakenarmmuskel (m. coracobrachialis)
Variation	a) Grundübung mit Händen im Hammergriff* ausführen. b) Eine einarmige Übungsausführung erfordert eine zusätzliche Stabilisierung der Rumpfmuskulatur.

Übung für den Oberkörper (Brust)

#6: Brustpresse

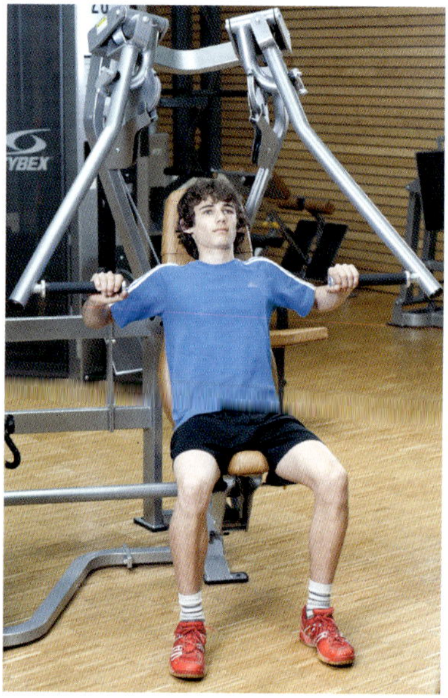

Ausgangsstellung

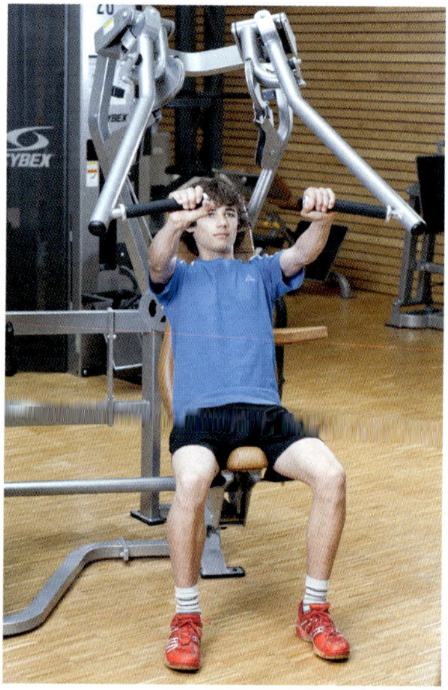

Umkehrstellung

Positionie-rung	• Die Füße hüftbreit und leicht außenrotiert auf dem Boden aufstellen. • Die Sitzhöhe so einstellen, dass die Oberschenkel leicht abfallend sind. • Die Hände greifen den Haltegriff auf Brusthöhe im Ristgriff*. • Die Beugung im Ellbogengelenk beträgt ca. 90 Grad.
Ausführung	• Die Arme langsam strecken und wieder beugen, ohne das Gewicht abzusetzen.
Hinweise	• Spanne die Bauchmuskulatur an! • Vermeide eine Überstreckung der Wirbelsäule (keine C-minus Position*)!
Muskeln	Großer Brustmuskel (m. pectoralis major); dreiköpfiger Armstrecker (m. triceps brachii)

Übung für den Oberkörper (Brust)

#7: Butterfly

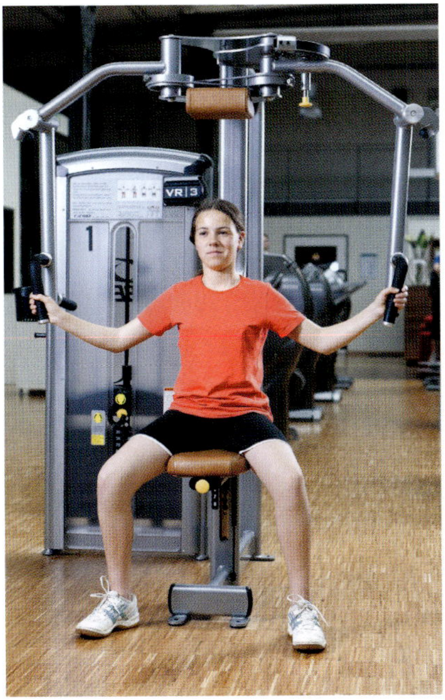

Ausgangsstellung

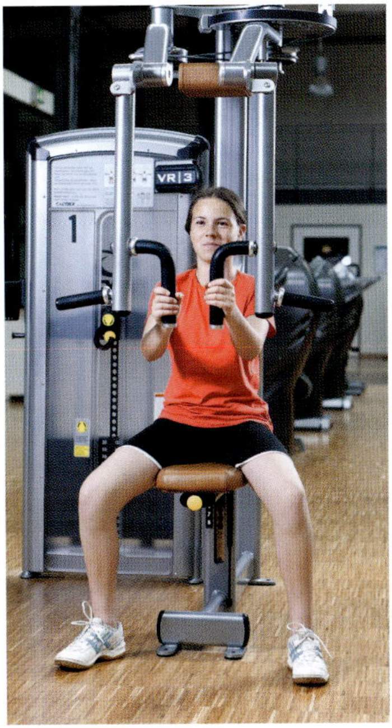

Umkehrstellung

Positionie-rung	• Die Füße doppelt hüftbreit und leicht außenrotiert auf dem Boden aufstellen. • Die Sitzhöhe so einstellen, dass die Oberschenkel leicht abfallend sind. • Die Hände greifen den Haltegriff unterhalb des Schultergürtels im Hammergriff*.
Ausführung	• Die Arme von außen zur Mitte zusammenführen und wieder zurückführen, ohne das Gewicht abzusetzen.
Hinweise	• Spanne die Bauch- und Rückenmuskulatur an!
Muskeln	Großer Brustmuskel (m. pectoralis major); Deltamuskel, vorderer Anteil (m. deltoideus pars clavicularis)
Variation	a) Grundübung mit Händen im Ristgriff* ausführen.

Übung für den Oberkörper (Arme)

#8: Biceps curl 1

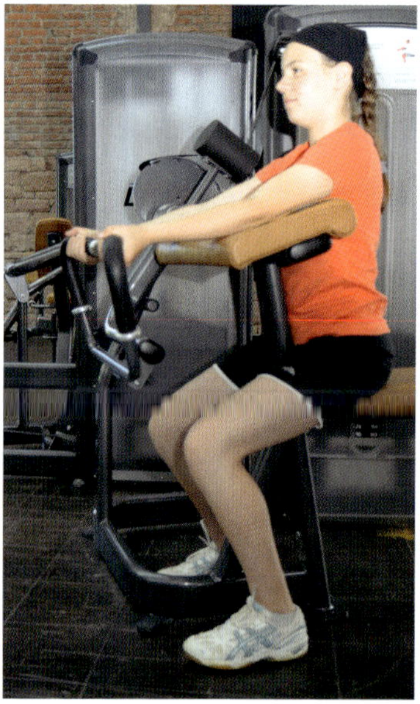

Ausgangsstellung

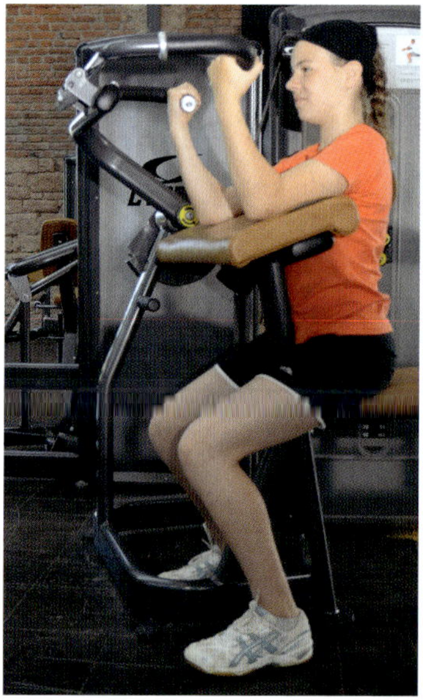

Umkehrstellung

Positionie-rung	• Die Füße hüftbreit und parallel zueinander auf dem Boden aufstellen. • Die Fußspitzen zeigen nach vorne. • Die Sitzhöhe so einstellen, dass die Oberschenkel waagrecht oder leicht abfallend sind. • Die Hände greifen den Haltegriff im Kammgriff*.
Ausführung	• Die Ellenbogen beugen und wieder strecken, ohne das Gewicht abzusetzen.
Hinweise	• Durch das Training isolierter Muskeln oder Muskelgruppen können Dysbalancen in der Kraft zwischen Agonisten und Antagonisten ausgeglichen werden oder aber entstehen.
Muskeln	Zweiköpfiger Armmuskel (m. biceps brachii); Armbeuger (m. brachialis); Oberarmspeichenmuskel (m. brachioradialis)
Variation	a) Einarmige oder alternierende Ausführung der Grundübung.

Übung für den Oberkörper (Bauch)

#9: Abdominal curl

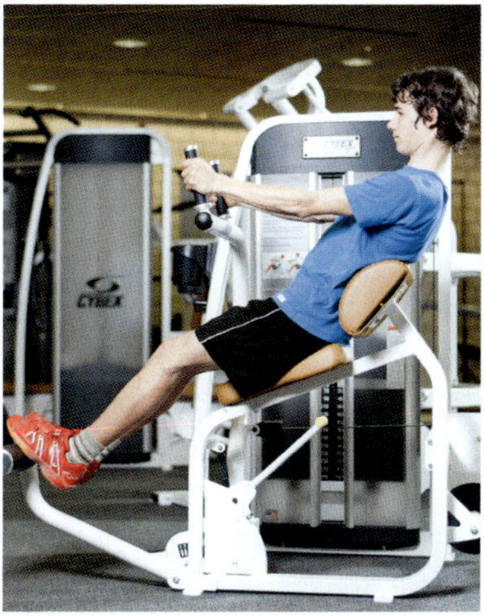

Ausgangsstellung

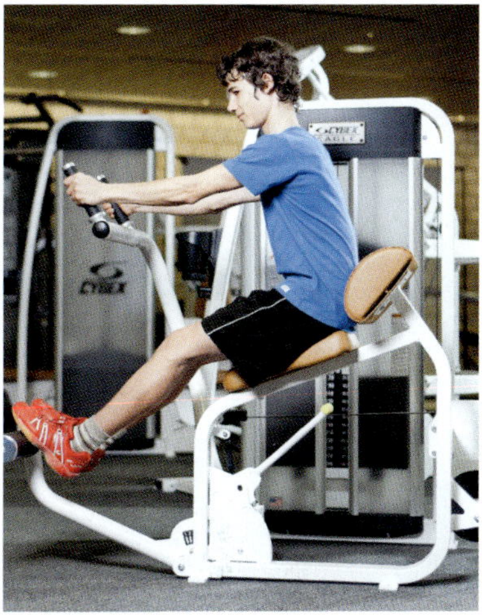

Umkehrstellung

Positionierung	• Die Füße hüftbreit und parallel zueinander auf die Fußstützen aufstellen. • Die Fußspitzen zeigen nach oben. • Der Kniewinkel ist größer als 100 Grad. • Durch Druck auf die Fußstützen wird die Sitzposition stabilisiert. • Die Hände greifen die Haltegriffe. • Die Ellenbogen sind nahezu gesteckt und der Schultergürtel ist locker.
Ausführung	• Bei unveränderter Armposition die Griffe durch eine Beugung im Rumpf nach vorne drücken und wieder in die Ausgangsstellung zurückführen, ohne das Gewicht abzusetzen.
Hinweise	• Achte darauf, dass der Schultergürtel locker bleibt und die Schultern nicht verkrampfen!
Muskeln	Gerader Bauchmuskel (m. rectus abdominis); innerer und äußerer schräger Bauchmuskel (mm. obliquii internus et externus abdominis)
Variation	a) Einarmige Übungsausführung. b) Einarmig überkreuzte Übungsausführung.

Übung für den Oberkörper (Bauch)

#10: Abdominal rotation 1

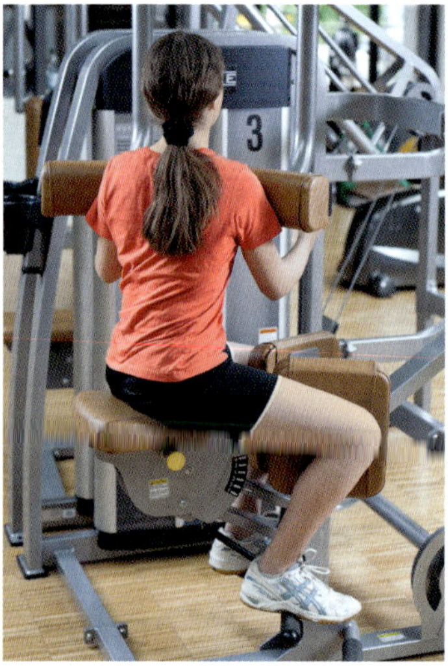

Ausgangsstellung

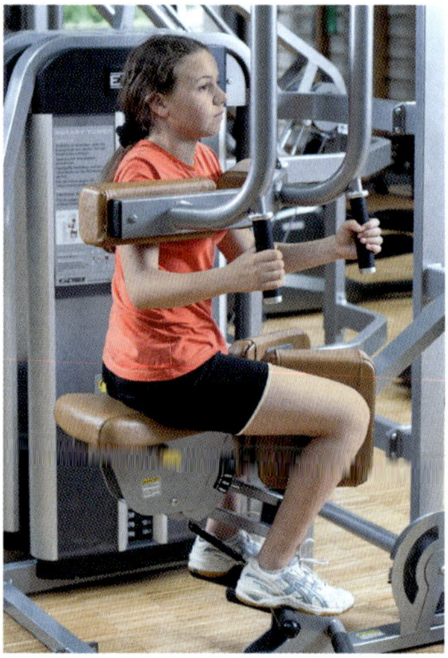

Umkehrstellung

Positionierung	• Die Füße auf den Fußstützen oder hüftbreit und leicht außenrotiert auf dem Boden aufstellen. • Die Sitzhöhe so einstellen, dass die Oberschenkel waagrecht oder leicht abfallend sind. • Im aufrechten Sitz soll die Verlängerung der Wirbelsäule die Drehachse des Gerätes treffen. • Die Hände greifen die Haltegriffe und können so den Oberkörper am Brustpolster fixieren.
Ausführung	• Das Brustbein dreht nach rechts oder links (nicht abwechselnd) und wieder zurück.
Hinweise	• Beginne die Bewegung von rechts oder links aus einer vorrotierten Position! Hierdurch wird das Bewegungsausmaß größer und die Kräftigung effektiver.
Muskeln	Innerer und äußerer schräger Bauchmuskel (mm. obliquii internus et externus abdominis); u. a. Drehmuskeln (m. rotatores) der autochthonen Rückenmuskeln* (m. erector spinae)
Variation	a) Grundübung mit erhöhtem Grad an Vordrehung/ -dehnung des Oberkörpers ausführen.

Übung für den Oberkörper (Bauch)

#11: Beinheben im Unterarmstütz

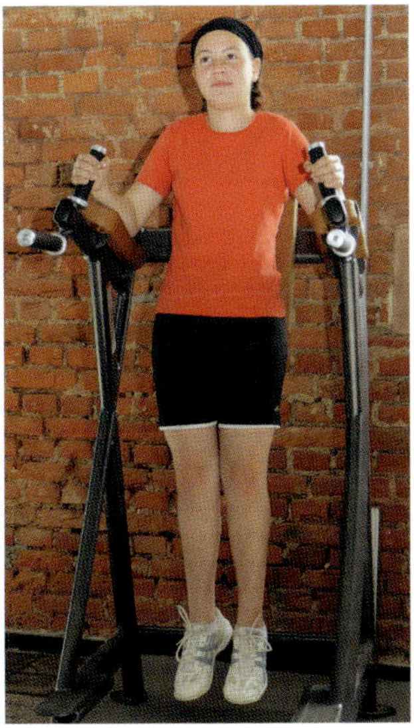

Ausgangsstellung

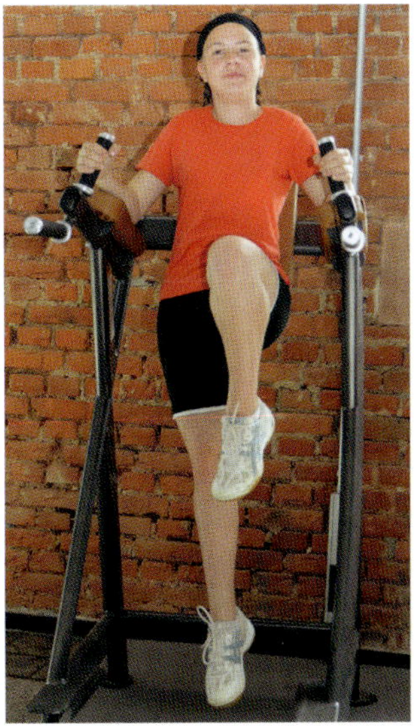

Umkehrstellung

Positionierung	• Die Unterarme liegen auf den Polstern. • Die Hände greifen die Haltegriffe. • Die Beine hängen locker nach unten.
Ausführung	• Ein Bein abwechselnd mit gebeugtem Knie bis auf Hüfthöhe nach oben ziehen und wieder in die Streckung herablassen.
Hinweise	• Spanne die Bauchmuskulatur an! • Bei zu schwacher Bauchmuskulatur kann eine Überbelastung in der Lendenwirbelsäule auftreten. • Die Übung mit wenigen Wiederholungen (max. 10) beginnen.
Muskeln	Lendendarmbeinmuskel (m. iliopsoas); gerader Oberschenkelmuskel (m. rectus femoris); Schenkelbindenspanner (m. tensor fascie latae); Schneidermuskel (m. sartorius); gesamte Bauchmuskulatur (mm. transversus, rectus, mm. obliquii internus et externus abdominis)
Variation	a) Beide Beine gemeinsam nach oben ziehen. b) Ein Bein oder beide Beine gestreckt nach oben führen.

Übung für den Oberkörper (Rücken)

#12: Rückenstrecker

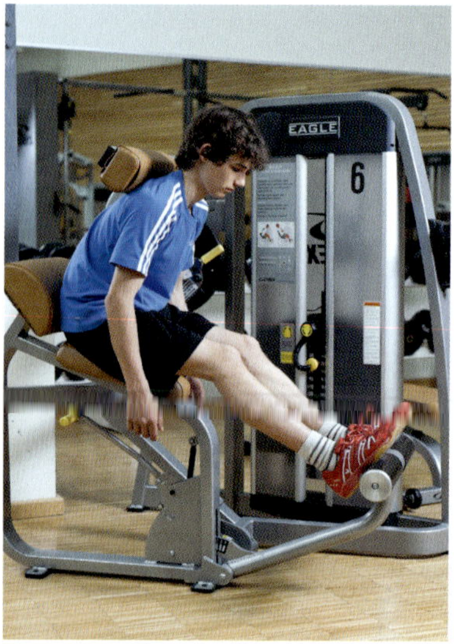

Ausgangsstellung

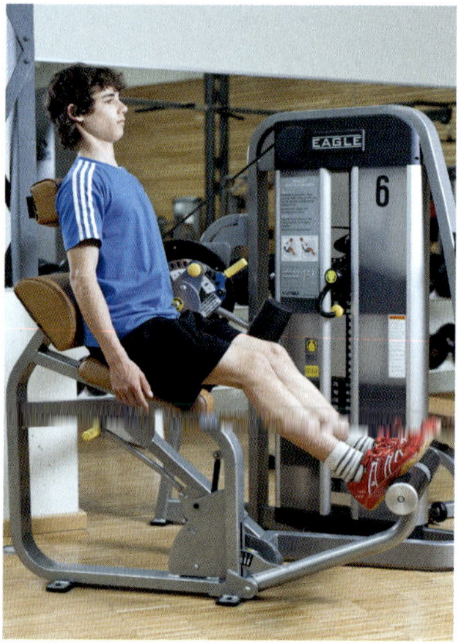

Umkehrstellung

Positionierung	• Die Füße hüftbreit und parallel zueinander auf die Fußstützen aufstellen. • Die Fußspitzen zeigen nach oben. • Der Kniewinkel ist größer als 100 Grad. • Durch Druck auf die Fußstützen wird die Sitzposition stabilisiert. • Die Arme locker hängen lassen oder über dem Brustkorb kreuzen. Der Schultergürtel ist locker. • Das Rückenpolster auf Höhe der Schulterblätter positionieren.
Ausführung	• Das Rückenpolster durch ein Aufrollen des Oberkörpers nach hinten drücken und wieder zurückführen, ohne das Gewicht abzusetzen.
Hinweise	• Vermeide eine Überstreckung der Wirbelsäule (keine C-minus Position*)!
Muskeln	Autochthone Rückenmuskeln* (m. erector spinae); breiter Rückenmuskel (m. latissimus dorsi); großer Gesäßmuskel (m. glutaeus maximus)

Übung für den Unterkörper (eingelenkig: Hüfte)

#17: Hüftadduktion

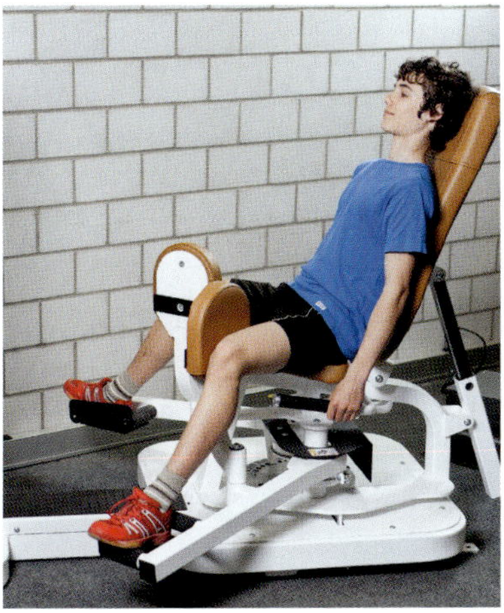
Ausgangsstellung

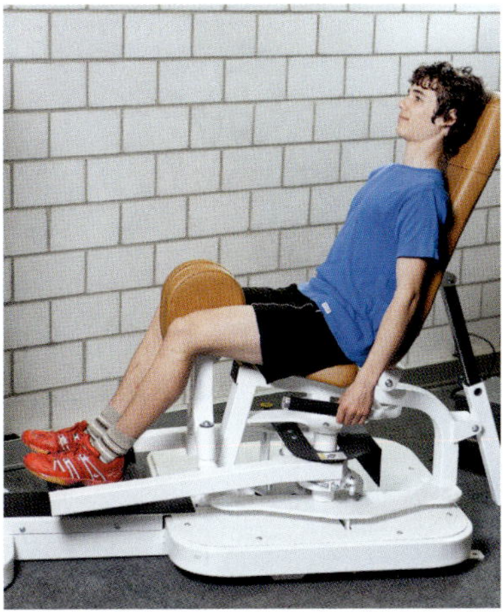
Umkehrstellung

Positionierung	• Die Füße doppelt hüftbreit zueinander auf den Fußstützen aufstellen. • Die Fußspitzen zeigen nach außen. • Die Polster befinden sich an der Knieinnenseite. • Die Knie beugen und die Hände greifen die seitlichen Haltegriffe.
Ausführung	• Mit den Knien die Polster nach innen drücken und wieder nach außen zurückführen. • Ist die Stuhllehne schräg ausgerichtet, werden der Kammmuskel sowie der kurze und lange Oberschenkelanzieher stärker trainiert.
Hinweise	• Beachte das Bewegungsende des Gelenkes in der äußersten Position!
Muskeln	Schlanker Muskel (m. gracilis); langer Oberschenkelanzieher (m. adductor longus); großer Oberschenkelanzieher (m. adductor magnus); kurzer Oberschenkelanzieher (m. adductor brevis); Kammmuskel (m. pectineus)

Übung für den Unterkörper (eingelenkig: Knie)

#18: Beinstreckung 1

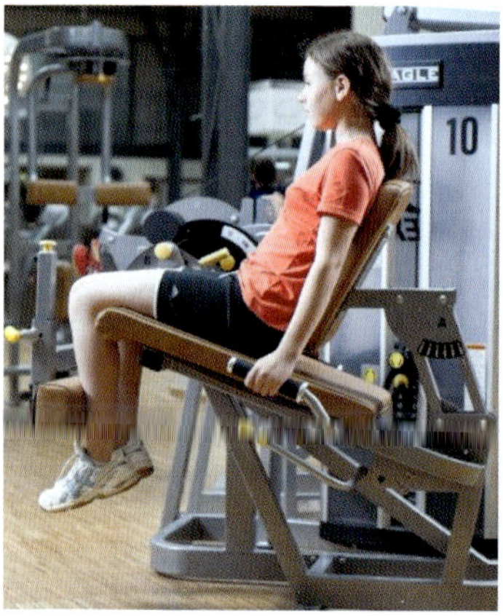

Ausgangsstellung

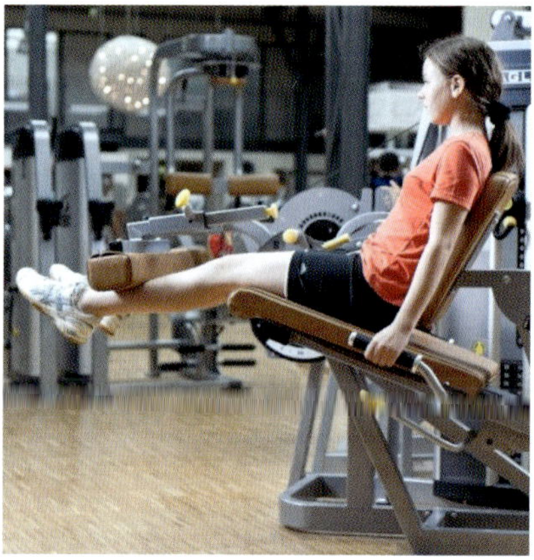

Umkehrstellung

Positionierung	• Die Sitzeinstellung so wählen, dass die Drehachse des Kniegelenks auf Höhe der Bewegungsachse des Gerätes ist (d. h. knapp oberhalb des Kniegelenkspalts). • Die Fußspitzen zeigen nach vorne. • Die Hände greifen die seitlichen Haltegriffe. • Das Unterschenkelpolster auf die individuelle Höhe bzw. Hebelarmlänge einstellen.
Ausführung	• Die Kniegelenke strecken und wieder beugen, ohne das Gewicht abzusetzen.
Hinweise	• Führe die Bewegung nur mit submaximalen Lasten und mit geringer Bewegungsgeschwindigkeit aus! • Bei Beschwerden mit dem vorderen Kreuzband, ist der Hebelarm nahe des Kniegelenkes zu positionieren. • Bei Beschwerden mit dem hinteren Kreuzband, ist der Hebelarm im Bereich des Sprunggelenks zu positionieren. • Beachte, dass bei einer Kniebeugung größer als 90 Grad der Druck hinter der Kniescheibe stark ansteigt.
Muskeln	Vierköpfiger Oberschenkelmuskel (m. quadriceps femoris)

Übung für den Unterkörper (eingelenkig: Knie)

#19: Beinbeugung 1

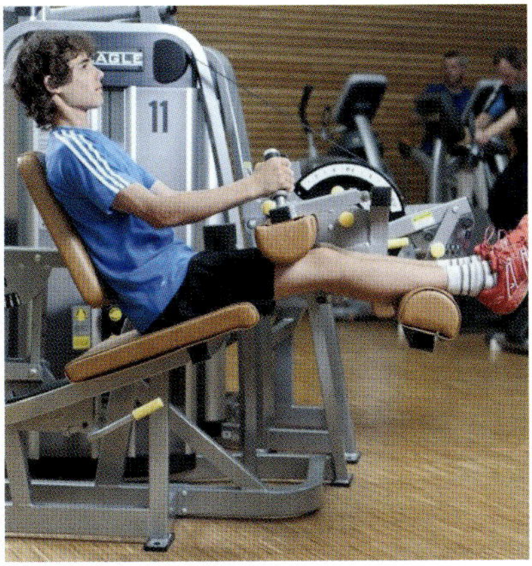

Ausgangsstellung

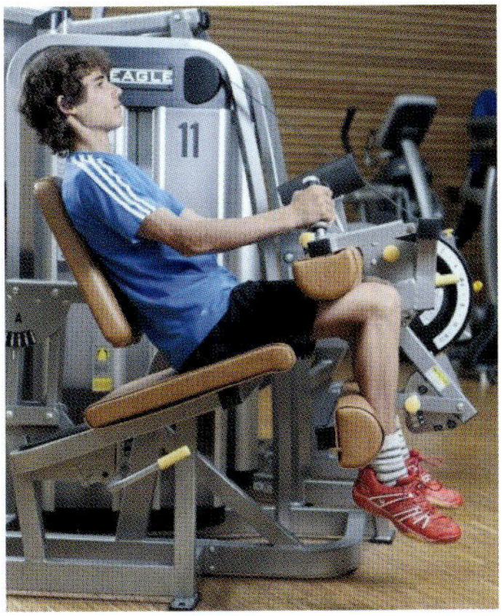

Umkehrstellung

Positionierung	• Die Sitzeinstellung so wählen, dass die Drehachse des Kniegelenks auf Höhe der Bewegungsachse des Gerätes ist (d. h. knapp oberhalb des Kniegelenkspaltes). • Die Fußspitzen zeigen nach vorne. • Die Hände greifen die Haltegriffe. • Das Unterschenkelpolster auf die individuelle Höhe bzw. Hebelarmlänge einstellen.
Ausführung	• Das Kniegelenk beugen und wieder strecken, ohne das Gewicht abzusetzen.
Hinweise	• Bei Beschwerden mit dem vorderen Kreuzband, ist der Hebelarm im Bereich des Sprunggelenks zu positionieren. • Bei Beschwerden mit dem hinteren Kreuzband, ist der Hebelarm nahe des Kniegelenkes zu positionieren. • Bei einer Außenrotation des Unterschenkels wird der zweiköpfige Schenkelmuskel stärker trainiert. • Bei einer Innenrotation des Unterschenkels werden der Halbsehnenmuskel (m. semitendinosus) und der Plattsehnenmuskel (m. semimembranosus) stärker trainiert.
Muskeln	Hintere Oberschenkelmuskulatur (mm. ischiocrurales); Zwillingswadenmuskel (m. gastrocnemius)

Übung für den Unterkörper (eingelenkig: Sprunggelenk)

#20: Hochzehenstand 1

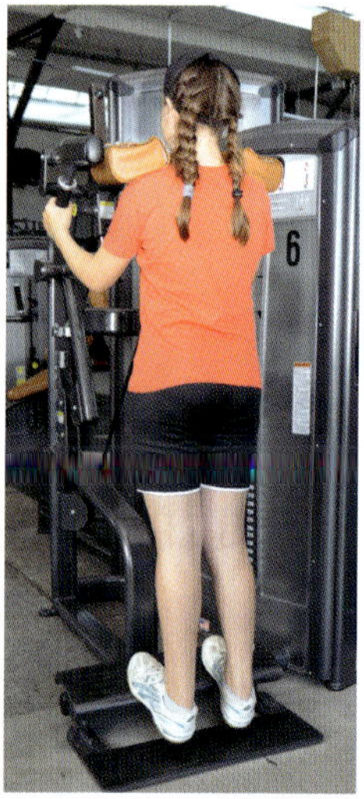

Ausgangsstellung

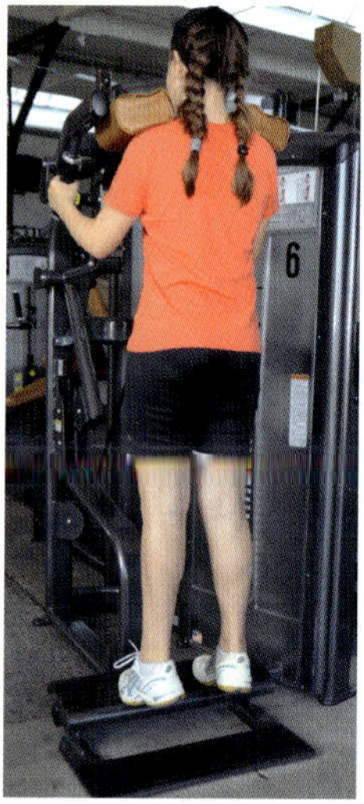

Umkehrstellung

Positionierung	• Die Füße hüftbreit und parallel zueinander mit dem Vorfuß auf der Fußstütze aufstellen. • Die Fußspitzen zeigen nach vorne. • Die Knie sind gestreckt. • Das Gewicht auf die Schultern nehmen.
Ausführung	• Die Fersen so weit wie möglich von der Fußplatte abheben und wieder senken.
Hinweise	• Das Fersenlot* ist bei der Grundübung konstant. • Spanne die Bauch- und Rückenmuskulatur an! • Bei einbeiniger Übungsausführung reduziert sich die Last auf die Wirbelsäule.
Muskeln	Zwillingswadenmuskel (m. gastrocnemius); Schollenmuskel (m. soleus); kurzer und langer Wadenbeinmuskel (mm. peronei brevis et longus); hinterer Schienbeinmuskel (m. tibialis posterior); Großzehen- und Zehenbeuger (mm. flexor hallucis et digitorum longus)
Variation	a) Bei Pronation* / Supination* des Großzehenballens werden die Wadenbeinmuskeln / alle genannten Muskeln (außer die Wadenbeinmuskeln) stärker trainiert.

6.3 Übungsbeispiele für ein Krafttraining mit Freihanteln

Krafttraining mit Freihanteln: gut für Fortgeschrittene

Übungen mit Freihanteln (d. h. Kurz- und Langhanteln) eignen sich für krafttrainingserfahrene Personen, da hierbei hohe koordinative Anforderungen an die Bewegungsausführung gestellt werden. Des Weiteren ermöglichen Freihantelübungen eine genaue und feinstufig dosierte Lasteinstellung sowie eine Bewegungsausführung über die gesamte Gelenkspannweite. Aufgrund des erhöhten koordinativen Anforderungscharakters von Freihantelübungen stellt die Partnersicherung einen wichtigen Aspekt dar. Beispielsweise ist es während der Übung Bankdrücken erforderlich, dass der Partner die Bewegungsamplitude der Hantelstange manuell begleitet.

Übung für den Oberkörper (Schultergürtel)

#21: Anreißen im gebückten Stand

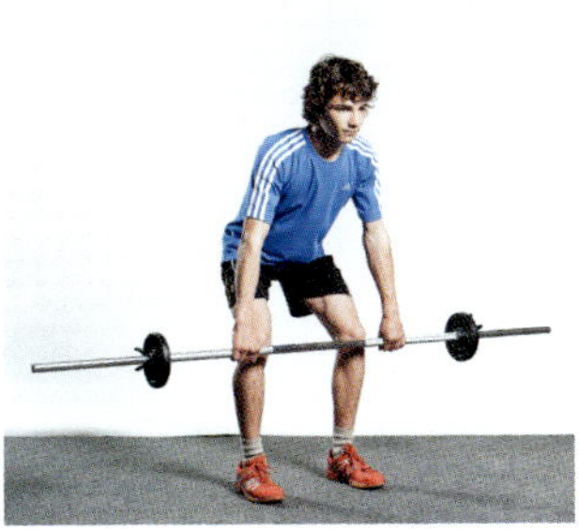

Ausgangsstellung

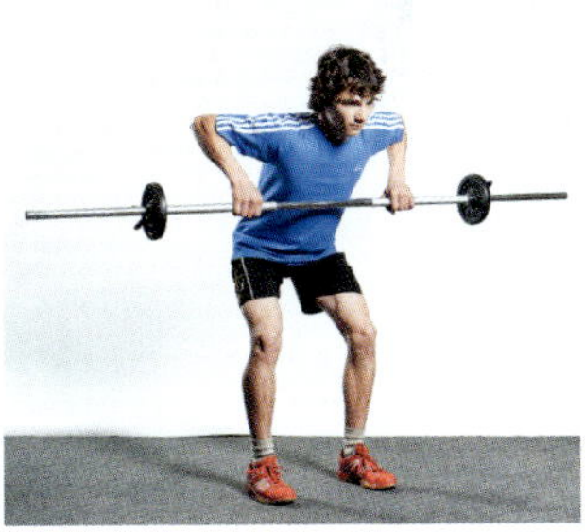

Umkehrstellung

Positionierung	• Die Füße etwas über hüftbreit und parallel zueinander aufstellen. Die Knie leicht beugen. Die Hände fassen die Langhantel etwas weiter als schulterbreit im Ristgriff*. • Die Hüfte ist gebeugt und der Oberkörper dadurch bei geradem Rücken* ca. 45 Grad nach vorne geneigt. • Der Kopf ist in Verlängerung der Wirbelsäule und die Schultern sind locker.
Ausführung	• Das Annähern der Schulterblätter leitet die Bewegung ein. Die Ellenbogen folgen der Bewegung der Schulterblätter. • Die Langhantel bis unter die Brust ziehen. Die Ellenbogen sind in der Umkehrstellung hinter dem Körper. • Die Langhantel wieder in die Ausgangsstellung zurückführen. Dabei zuerst die Ellenbogen strecken und zuletzt die Schulterblätter nach außen führen.
Hinweise	• Ändere die Position des Oberkörpers / Rückens während der Armbewegung nicht! weiter S. 92

Muskeln	Wirbelsäulenaufrichter (m. erector spinae); Kapuzenmuskel, mittlerer Anteil (m. trapezius pars transversus); breiter Rückenmuskel (m. latissimus dorsi); großer Rundmuskel (m. teres major); dreiköpfiger Armstrecker (m. triceps brachii); Deltamuskel, hinterer Anteil (m. deltoideus pars spinalis); großer Brustmuskel (m. pectoralis major).

Übung für den Oberkörper (Schultergürtel)

#22: Seitheben in Bauchlage

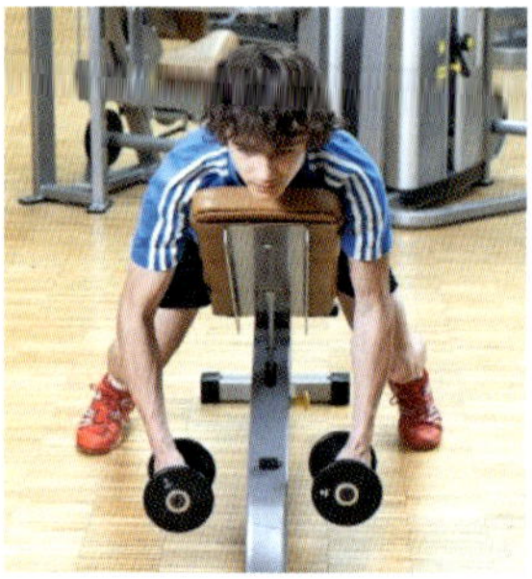

Ausgangsstellung

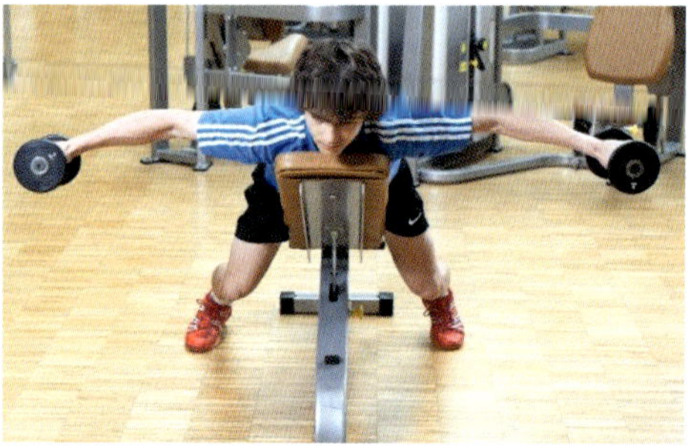

Umkehrstellung

Positionierung	• In Bauchlage bis zur Hüfte auf einer nach oben geneigten (10–45 Grad) Hantelbank liegen. • Die Knie und die Hüfte leicht beugen sowie die Füße mehr als hüftbreit aufstellen. • Die Arme hängen leicht gebeugt in Richtung Boden und halten die Kurzhanteln im Hammergriff*.
Ausführung	• Die Arme seitlich nach oben führen bis sie sich parallel zum Boden befinden und wieder zurückführen. • Die Ellenbogen bleiben während der Übungsausführung leicht gebeugt.
Hinweise	• Spanne die Bauch- und Rückenmuskulatur an!
Muskeln	Kapuzenmuskel, mittlerer Anteil (m. trapezius pars transversa); breiter Rückenmuskel (m. latissimus dorsi); großer Rundmuskel (m. teres major); dreiköpfiger Armstrecker (m. triceps brachii); Deltamuskel, hinterer und mittlerer Anteil (m. deltoideus pars spinalis et acromialis); Wirbelsäulenaufrichter (m. erector spinae)
Variation	a) Grundübung mit gebeugten (90 Grad) Ellenbogen ausführen. b) Seitheben im Stehen ausführen.

Übung für den Oberkörper (Schultergürtel)

#23: Barbell overhead press

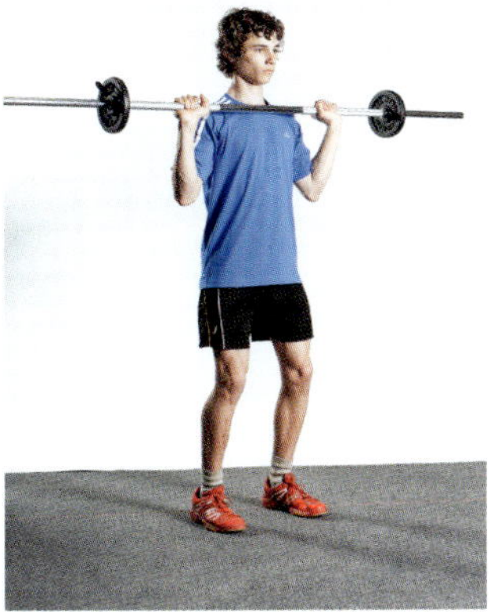

Ausgangsstellung

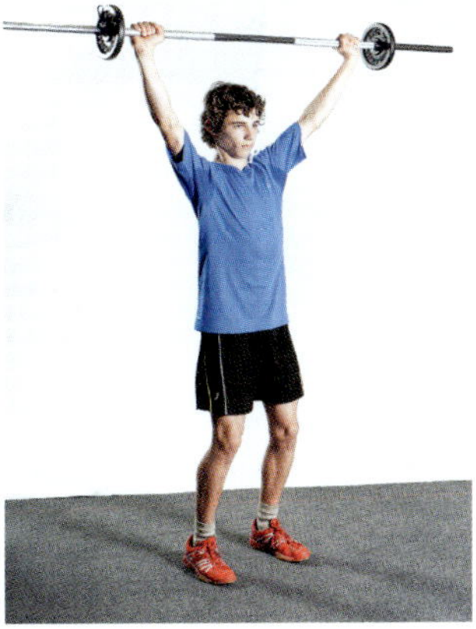

Umkehrstellung

Positionierung	• Im hüftbreiten Stand und leicht gebeugten Knien einen sicheren Stand wählen. • Die Langhantel im Ristgriff* greifen. Die Daumen umfassen die Hantelstange. • Die Griffweite ist über schulterbreit und die Ellenbogen befinden sich unter den Händen. • Die Langhantel berührt das obere Ende des Brustbeines.
Ausführung	• Die Langhantel über den Kopf bis zur Streckung der Arme und wieder zurückführen.
Hinweise	• Zur leichteren Aufnahme der Langhantel sollte die Hantelablage auf Brusthöhe des Übenden eingestellt werden. • Spanne die Bauch- und Rückenmuskulatur an! • Die Übungsausführung kann auch im Sitzen erfolgen.
Muskeln	Deltamuskel, vorderer und mittlerer Anteil (m. deltoideus pars acromialis et clavicularis); großer Brustmuskel (m. pectoralis major pars clavicularis); dreiköpfiger Armstrecker (m. triceps brachii); vorderer Sägemuskel (m. serratus anterior); Kapuzenmuskel, absteigender Anteil (m. trapezius pars descendens); Hakenarmmuskel (m. coracobrachialis); zweiköpfiger Armuskel (m. biceps brachii)

Übung für den Oberkörper (Brust)

#24: Dumbbell pull over

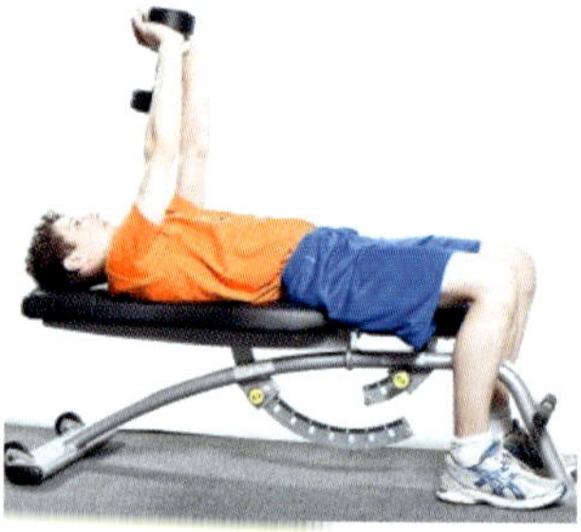

Ausgangsstellung

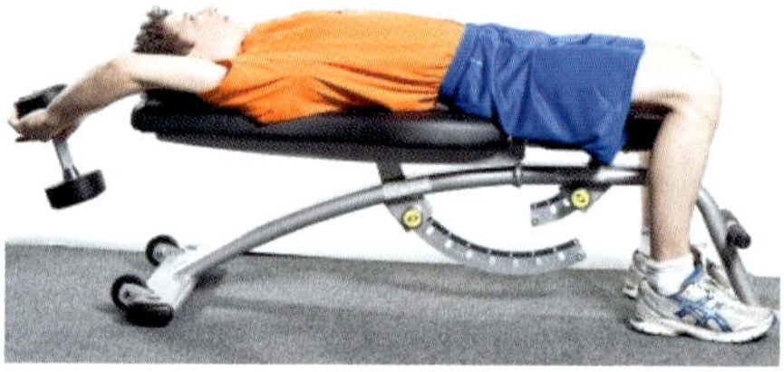

Umkehrstellung

Positionierung	• In Rückenlage auf einer nicht geneigten Hantelbank liegen. • Die Füße auf dem Boden aufstellen. • Eine Kurzhantel mit beiden Händen greifen. • Die Finger umgreifen die oberen Hantelscheiben. • Die Kurzhantel mit gestreckten Armen über der Brust halten. • Der Kopf, die Schulterblätter und das Kreuzbein haben Kontakt zur Bank.
Ausführung	• Die Kurzhantel über dem Kopf in Richtung Boden (hierbei die Ellenbogen beugen) und wieder zurückführen, ohne das Gewicht abzusetzen.
Hinweise	• Zur Vermeidung einer zu starken Lendenlordose können die Füße auf der Hantelbank aufgestellt oder im 90-Gradwinkel in Hüfte und Knie in der Luft gehalten werden. • Spanne die Bauchmuskulatur an!
Muskeln	Großer Brustmuskel (m. pectoralis major); dreiköpfiger Armstrecker (m. triceps brachii); breiter Rückenmuskel (m. latissimus dorsi); großer Rundmuskel (m. teres major); Deltamuskel, vorderer Anteil (m. deltoideus pars clavicularis); kleiner Brustmuskel (m. pectoralis minor); vorderer Sägemuskel (m. serratus anterior)

Übung für den Oberkörper (Brust)

#25: Bankdrücken

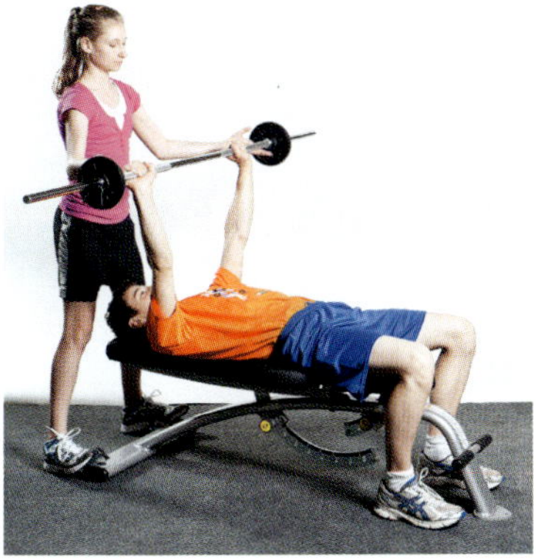

Ausgangsstellung

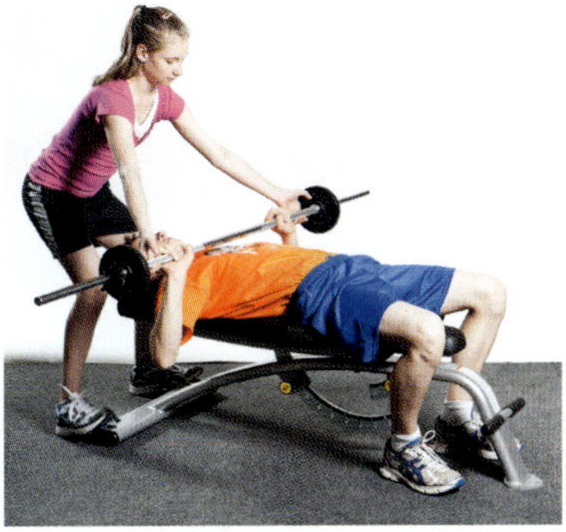

Umkehrstellung

Positionierung	• In Rückenlage auf einer nicht geneigten Hantelbank liegen. Die Füße auf dem Boden aufstellen. • Die Langhantel im Ristgriff* greifen. Die Daumen umfassen die Hantelstange. Die Griffweite ist über schulterbreit. • Die Langhantel liegt eine Armlänge über der Brust auf der Ablage und wird von dort in die Ausgangsstellung gehoben. • Der Kopf, die Schulterblätter und das Kreuzbein haben Kontakt zur Bank.
Ausführung	• Durch Beugung der Arme die Langhantel zum Brustbein führen. • Nach einer leichten Berührung des Brustbeines die Langhantel wieder in die Ausgangsstellung zurückführen. • Die Ellenbogen bleiben während der Bewegungsausführung immer unter den Händen.
Hinweise	• Spanne die Bauchmuskulatur an!
Muskeln	Großer Brustmuskel (m. pectoralis major); dreiköpfiger Armstrecker (m. triceps brachii); Deltamuskel, vorderer Anteil (m. deltoideus pars clavicularis); kleiner Brustmuskel (m. pectoralis minor); vorderer Sägemuskel (m. serratus anterior); Hakenarmmuskel (m. coracobrachialis)

Übung für den Oberkörper (Arme)

#26: Barbell and dumbbell biceps curl

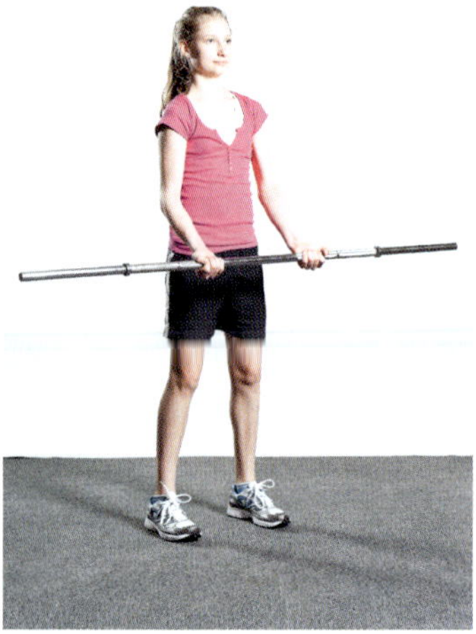

Ausgangsstellung

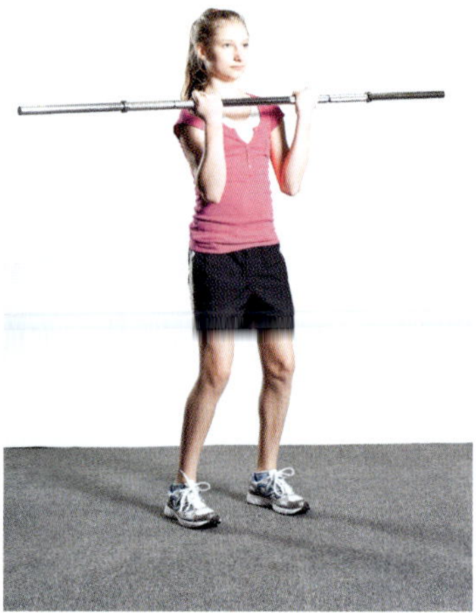

Umkehrstellung

Positionierung	• Im hüftbreiten Stand und leicht gebeugten Knien einen sicheren Stand wählen. • Die Langhantel im Kammgriff* greifen. Die Daumen umfassen die Hantelstange. • Die Griffweite ist schulterbreit und die Ellenbogen befinden sich unter den Händen. • Die Langhantel mit gestreckten Armen vor der Hüfte halten.
Ausführung	• Die Langhantel durch Beugung der Ellenbogen zum oberen Ende des Brustbeines und wieder zurückführen.
Hinweise	• Spanne die Bauch- und Rückenmuskulatur an!
Muskeln	Zweiköpfiger Armmuskel (m. biceps brachii); Armbeuger (m. brachialis); Oberarmspeichenmuskel (m. brachioradialis)
Variation	a) Grundübung mit Langhantel im Ristgriff* ausführen. Hierdurch wird der zweiköpfige Armmuskel weniger trainiert. b) Grundübung mit Kurzhanteln ausführen.

Übung für den Oberkörper (Arme)

#27: Barbell and dumbbell triceps extension

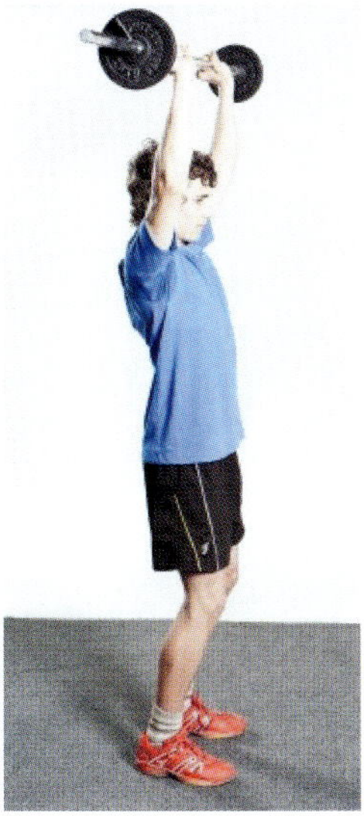

Ausgangsstellung

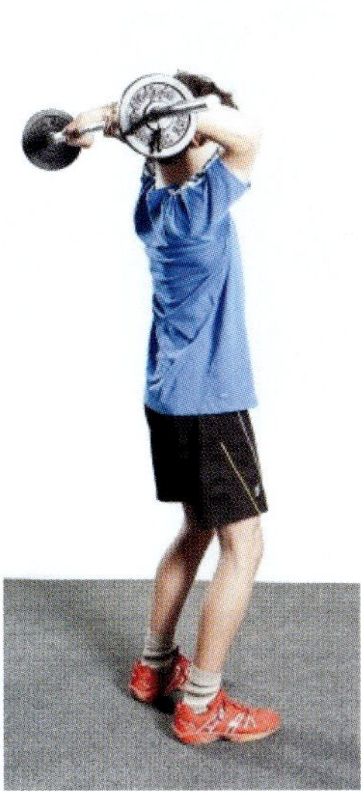

Umkehrstellung

Positionierung	• Im hüftbreiten Stand und leicht gebeugten Knien einen sicheren Stand wählen. • Die Langhantel im Ristgriff* greifen. Die Daumen umfassen die Hantelstange. • Die Griffweite ist über schulterbreit und die Ellbogen befinden sich unter den Händen. • Die Langhantel mit gestreckten Armen über dem Kopf halten.
Ausführung	• Die Langhantel durch Beugung der Ellenbogen soweit wie möglich nach hinten absenken und wieder zurückführen.
Hinweise	• Spanne die Bauch- und Rückenmuskulatur an! • Vermeide eine Überstreckung der Wirbelsäule (keine C-minus Position*)!
Muskeln	Dreiköpfiger Armstrecker (m. triceps brachii); breiter Rückenmuskel (m. latissimus dorsi); vorderer Sägemuskel (m. serratus anterior)
Variation	a) Grundübung mit Kurzhanteln ausführen.

Übung für den Oberkörper (Rumpf)

#28: Barbell core rotation

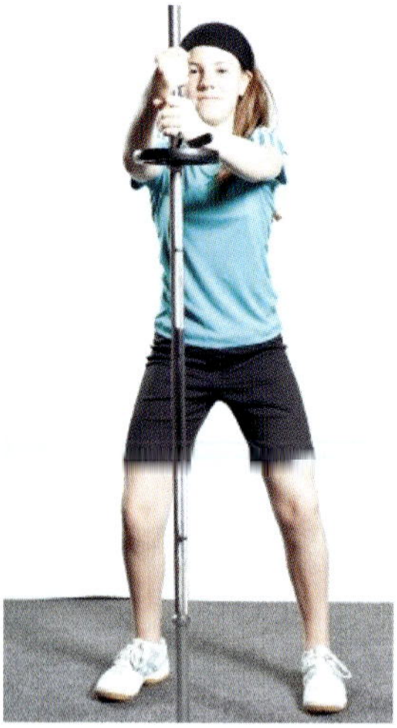

Ausgangsstellung

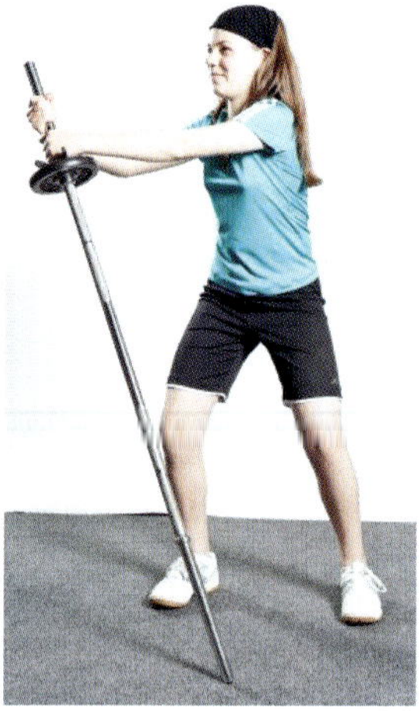

Umkehrstellung

Positionierung	• Im mehr als hüftbreiten Stand und leicht gebeugten Knien einen sicheren Stand wählen. • Die Langhantel am oberen Ende mit Gewichten belegen. Darüber umgreifen beide Hände auf Schulterhöhe die Hantelstange. • Die Schultern sind locker und die Ellenbogen zeigen nach außen. • Durch Fixierung (z. B. schwere Hantelscheibe) ein Wegrutschen des unteren Endes der Langhantel verhindern.
Ausführung	• Die Langhantel durch eine Drehung im Rumpf (nicht der Hüfte) zur Seite kippen und wieder zurückführen.
Hinweise	• Spanne die Bauchmuskulatur an! • Beachte die Gefahr der Hyperlordose! • Achte auf die Beckenaufrichtung! • Die Übung ist koordinativ anspruchsvoll und sollte langsam aufgebaut werden, sodass keine Überlastung im Bereich der Wirbelsäule auftritt.
Muskeln	Bauchmuskulatur (m. transversus abdominis, m. obliquus internus et externus abdominis, m. rectus abdominis); Wirbelsäulenaufrichter (m. erector spinae)

Übung für den Oberkörper (Bauch)

#29: Crunches mit Gewicht

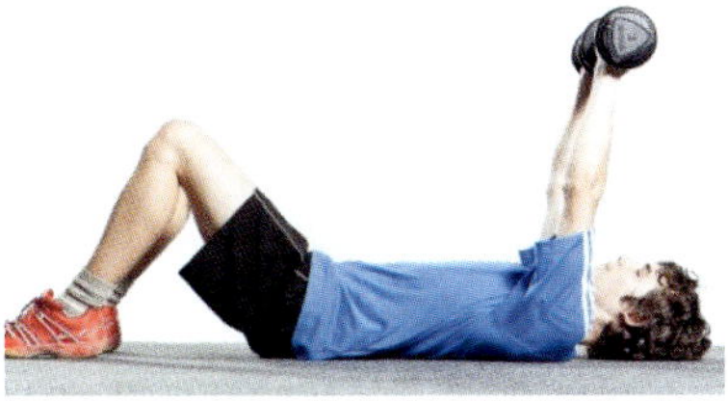

Ausgangsstellung

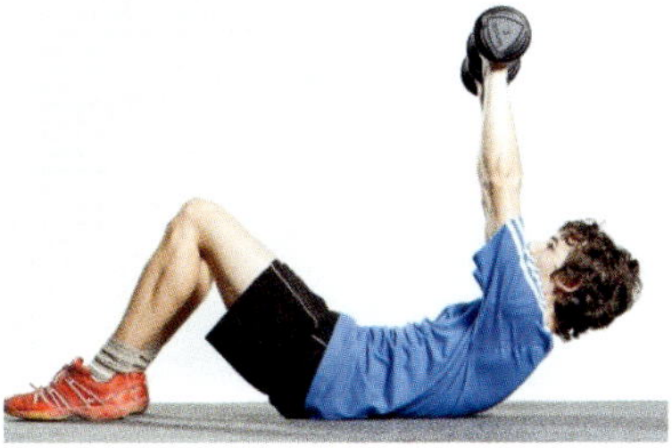

Umkehrstellung

Positionierung	• In Rückenlage mit angewinkelten und auf dem Boden aufgestellten Beinen liegen. • Die Kurzhanteln mit beiden Händen greifen und mit gestreckten Armen über der Brust halten.
Ausführung	• Die Schulterblätter vom Boden abheben. Diese Position halten und wieder in die Ausgangsstellung zurückkehren.
Hinweise	• Die Lendenwirbelsäule soll immer Kontakt zum Boden haben.
Muskeln	Bauchmuskulatur (m. transversus abdominis, m. rectus abdominis, mm. obliquus internus et externus abdominis)

Übung für den Oberkörper (Rücken)

#30: Kreuzheben

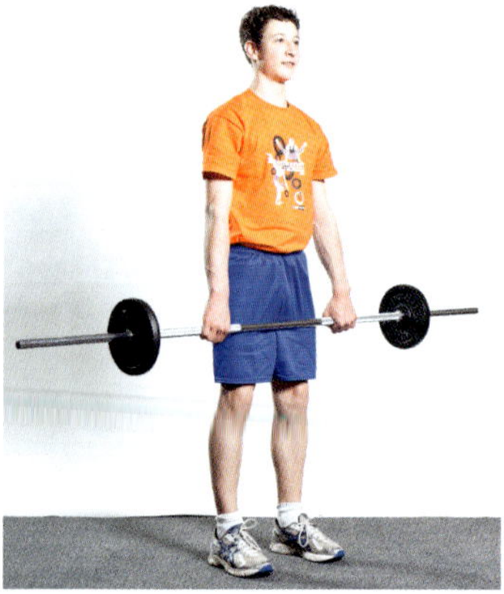

Ausgangsstellung

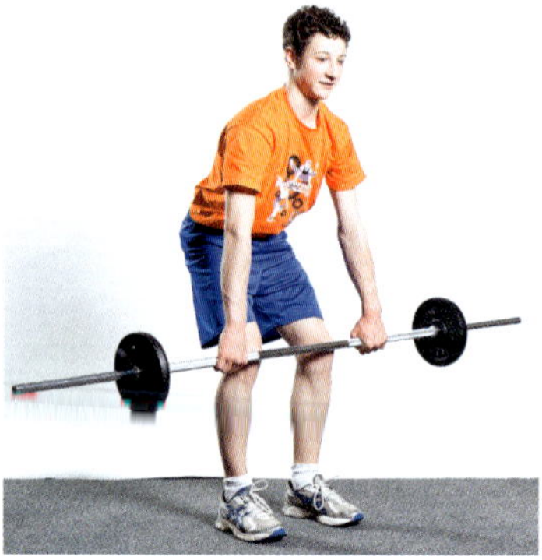

Umkehrstellung

Positionierung	• Im etwas mehr als hüftbreiten Stand und leicht gebeugten Knien einen sicheren Stand wählen. • Die Langhantel im Ristgriff* greifen. Die Daumen umfassen die Hantelstange. Wahlweise kann auch eine Hand im Kammgriff* und die andere Hand im Ristgriff* greifen, wobei die stärkere Hand im Kammgriff* ist. • Die Griffweite ist über schulterbreit und die Ellbogen befinden sich über den Händen.
Ausführung	• Die Hantel mit gestreckten Armen vor der Hüfte halten. • Während der gesamten Übungsausführung einen Punkt im Abstand von 2–3 Meter vor den Füßen fixieren. • Die Langhantel durch Beugung der Hüfte (gerader Rücken*) sowie leichter Kniebeugung bis auf Höhe der Kniescheibe und wieder zurückführen.
Hinweise	• Die Übung ist koordinativ anspruchsvoll und sollte langsam aufgebaut werden, sodass keine Überlastung im Bereich der Wirbelsäule auftritt. • Eine hohe Belastung tritt vor allem im Bereich der Lendenwirbelsäule auf.
Muskeln	Großer Gesäßmuskel (m. glutaeus maximus); Wirbelsäulenstrecker (m. erector spinae); breiter Rückenmuskel (m. latissimus); hintere Oberschenkelmuskulatur (m. ischiocrurales)

Übung für den Unterkörper (mehrgelenkig)

#31: Kniebeuge 1

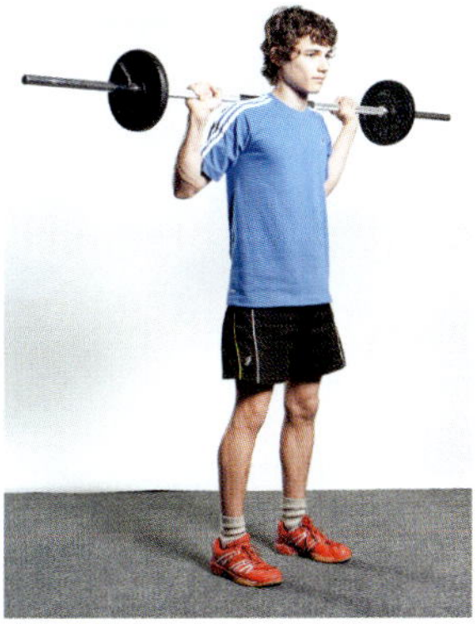

Ausgangsstellung

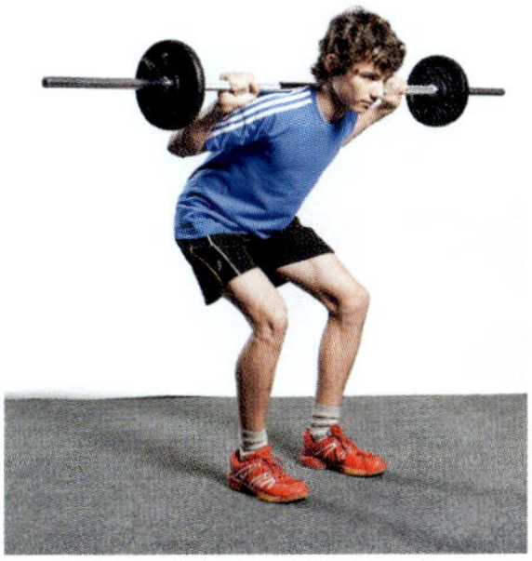

Umkehrstellung

Positionie-rung	• Langhantel in Nackenhöhe auflegen. • Die Füße hüftbreit und parallel zueinander aufstellen. • Während der gesamten Übungsausführung einen Punkt im Abstand von 4–5 Meter vor den Füßen fixieren.
Ausführung	• Mit geradem Rücken*, Knie und Hüfte bis zu einem Kniewinkel von maximal 90 Grad beugen und wieder strecken.
Hinweise	• Die Übung ist koordinativ anspruchsvoll und sollte langsam aufgebaut werden. • Die hohe Belastung tritt vor allem in der Lendenwirbel-säule auf. • Durch eine Erhöhung der Fersen (z. B. Hantelscheibe) kann die Standstabilität verbessert werden. • Beachte, dass die Knie nur bis maximal zur Fußspitze nach vorn geschoben werden!
Muskeln	Großer Gesäßmuskel (m. glutaeus maximus); vierköpfiger Oberschenkelmuskel (m. quadriceps femoris); großer Oberschenkelanzieher (m. adductor magnus); hintere Oberschenkelmuskulatur (m. ischiocrurales); hintere Wadenmuskulatur (alle Plantarflexoren); Wirbelsäulenstrecker (m. erector spinae); breiter Rücken-muskel (m. latissimus)

Übung für den Unterkörper (mehrgelenkig)

#32: Ausfallschritt 1

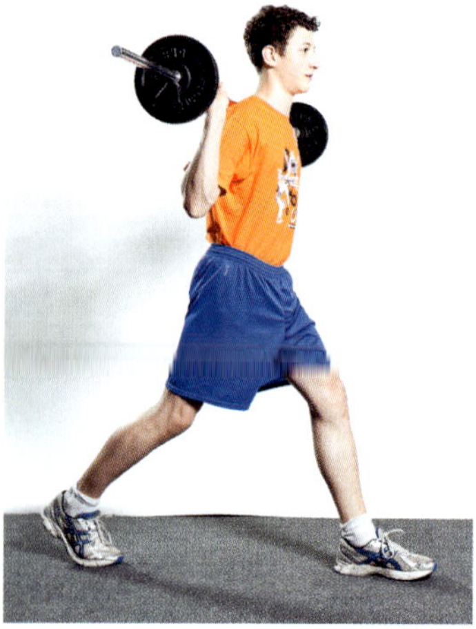

Ausgangsstellung

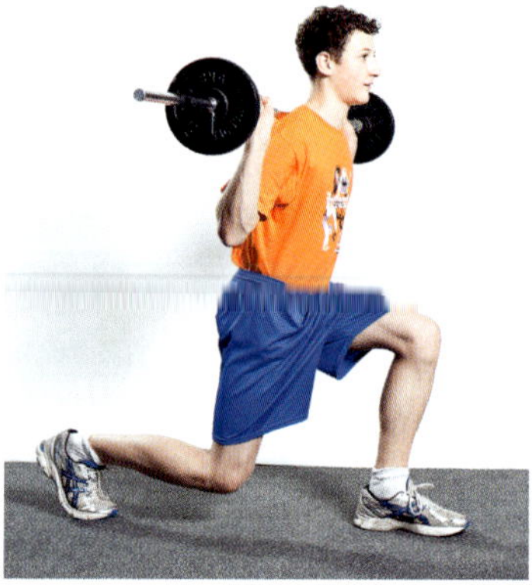

Umkehrstellung

Positionierung	• Die Langhantel in Nackenhöhe oder etwas tiefer auf den Schulterblättern auflegen. • In breiter Schrittstellung aufrecht stehen. • Die Füße hüftbreit und parallel zueinander aufstellen. • Während der gesamten Übungsausführung einen Punkt an der Wand fixieren.
Ausführung	• Beide Knie beugen, um den Körper bei geradem Rücken* abzusenken, bis das Knie des hinteren Beines fast den Boden berührt (faustbreit über dem Boden) und wieder zurück.
Hinweise	• Das vordere Knie bleibt während der gesamten Bewegungsausführung über dem Fuß. • Durch eine kleine/große Schrittweite werden die Knie-/Hüftstrecker des vorderen Beines stärker trainiert.
Muskeln	Vierköpfiger Oberschenkelmuskel (m. quadriceps femoris); großer Gesäßmuskel (m. glutaeus maximus); großer Oberschenkelanzieher (m. adductor magnus); hintere Oberschenkelmuskulatur (m. ischiocrurales); hintere Wadenmuskulatur (alle Plantarflexoren); Wirbelsäulenstrecker (m. erector spinae)

Übung für den Unterkörper (eingelenkig: Knie)

#33: Beinstreckung 2

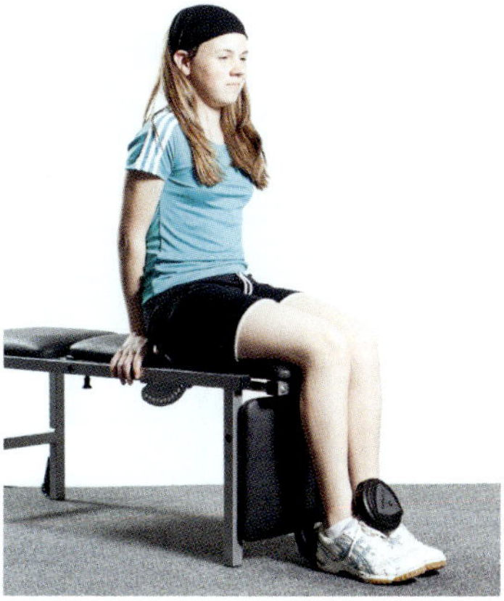

Ausgangsstellung

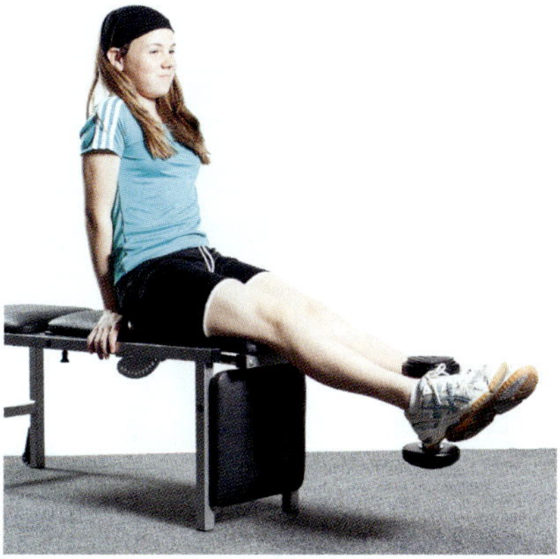

Umkehrstellung

Positionie-rung	• Aufrecht Sitzen und eine Kurzhantel mit den Füßen festhalten.
Ausführung	• Die Knie strecken und wieder beugen.
Hinweise	• Bei einer Sitzlehnenneigung kleiner 120 Grad werden die eingelenkigen Anteile des vierköpfigen Oberschenkelmuskels (innerer, mittlerer äußerer Oberschenkelmuskel) stärker trainiert. • Bei akuter Verletzung des vorderen Kreuzbandes ist diese Übung nicht geeignet.
Muskeln	Vierköpfiger Oberschenkelmuskel (m. quadriceps femoris)

Übung für den Unterkörper (eingelenkig: Sprunggelenk)

#34: Hochzehenstand 2

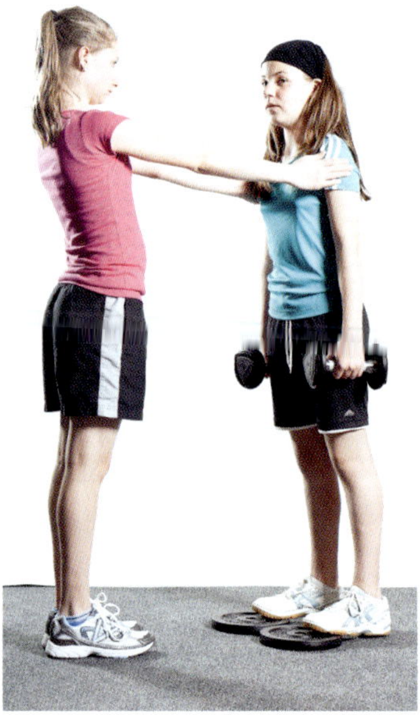

Ausgangsstellung

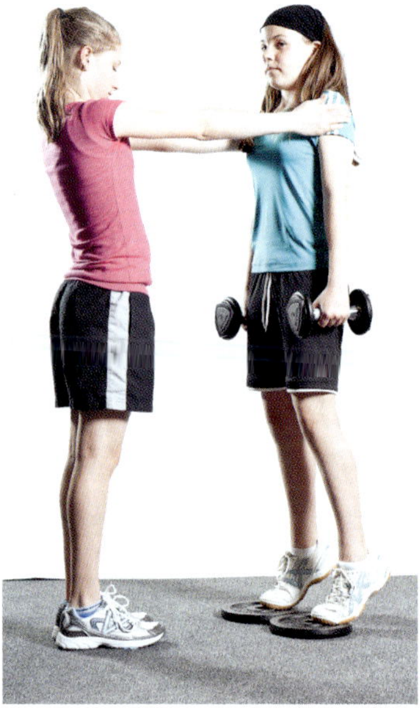

Umkehrstellung

Positionierung	• Die Kurzhanteln im Hammergriff* halten. • Mit dem Vorfuß auf einer Erhöhung (z. B. Hantelscheibe) stehen und einen stabilen hüftbreiten Stand einnehmen. • Die Füße hüftbreit und parallel zueinander aufstellen.
Ausführung	• Die Fersen senken und so hoch wie möglich heben.
Hinweise	• Die Bewegung kann von einem Partner stabilisiert werden. • Spanne die Bauch- und Rückenmuskulatur an!
Muskeln	Zwillingswadenmuskel (m. gastrocnemius); Schollenmuskel (m. soleus); kurzer und langer Wadenbeinmuskel (mm. peronei brevis et longus); hinterer Schienbeinmuskel (m. tibialis posterior); Großzehen- und Zehenbeuger (mm. flexor hallucis et digitorum longus)
Variation	a) Grundübung einbeinig ausführen. b) Grundübung mit Langhantel ausführen.

6.4 Übungsbeispiele für ein Krafttraining mit Zusatzgeräten

Krafttraining mit Zusatzgeräten: gut für den Schul- und Vereinssport

Krafttraining mit Zusatzgeräten beinhaltet Übungen unter Verwendung von elastischen Bändern (z. B. Theraband, Deuserband), Bällen, Bänken, Kästen, Taue, Reifen etc. Hierdurch lässt sich bei geringem Kostenaufwand eine abwechslungsreiche Trainingsgestaltung realisieren, was es vor allem für den Schul- und Vereinssport interessant macht. Elastische Bänder sind in verschiedenen farblich gestuften Widerständen (z. B. gelb = leicht, rot = mittel, grün = stark usw.) und (Medizin-)Bälle in unterschiedlichen Massen (z. B. 1–5 kg) und Größen (z. B. 20–35 cm im Durchmesser) erhältlich. Damit kann eine progressive Gestaltung der Belastung vorgenommen werden. Die Dosierung der Belastungsintensität gelingt jedoch nur näherungsweise und hohe Intensitäten lassen sich nur begrenzt im Training umsetzen.

Bei der Durchführung eines Krafttrainings mit elastischen Bändern sollten die folgenden Hinweise berücksichtigt werden.

- Das Tragen von Schuhen mit scharfen Kanten (z. B. Joggingschuhe) oder die Befestigung des Bandes an scharfkantigen Gegenständen (z. B. Heizungen) können das Band beschädigen und reißen lassen.
- Das Band nur an stabilen, fest verankerten Gegenständen (z. B. Sprossenwand) befestigen.
- Durch Farbenwahl, Verkürzung/Verlängerung oder doppeltes Legen des Bandes werden der Widerstand und damit die Trainingsintensität verändert.
- Das Festhalten des Bandes erfolgt mittels Wickeltechnik um Hand oder Fuß. Als Alternative können Bänder mit vormontiertem Griff eingesetzt werden.
- Viele der Übungen mit dem elastischen Band können bei entsprechender Einstellung auch am Kabel- oder Seilzug ausgeführt werden.

Das Übungsgerät Ball reicht vom Luftballon über den Schaumstoff- bis hin zum Medizinball. Die Wahl hängt im Wesentlichen vom Trainingszustand der Zielgruppe ab. Übungen mit dem Ball können u. a. als Stafetten ausgeführt werden. Hierdurch lassen sich Wettkampfsituationen mit einem hohen Aufforderungscharakter schaffen, wobei auf die Beibehaltung der Ausführungsqualität zu achten ist.

Ganzkörperübung – *Für den Schul-/Vereinssport empfohlen!*

#35: Stafette – Ballübergabe

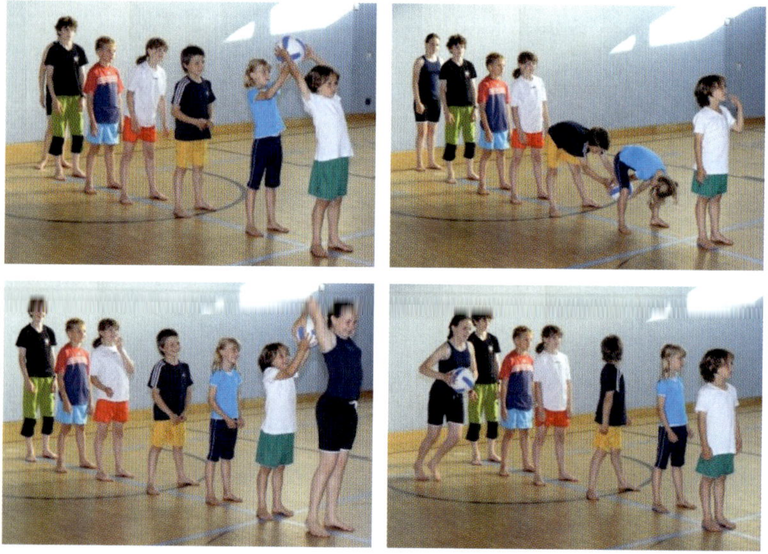

Ausgangsstellung und Verlauf (im Uhrzeigersinn)

Positionierung	• Eine Gruppe von 6–10 Kindern steht in einer Reihe.
Ausführung	• Das vordere Kind gibt den Ball mit beiden Händen über seinen Kopf nach hinten. Das nächste Kind gibt den Ball mit beiden Händen durch seine Beine nach hinten. Das übernächste Kind gibt den Ball mit beiden Händen wieder über seinen Kopf nach hinten, usw. • Wenn der Ball beim hintersten Kind angekommen ist, läuft es mit dem Ball nach vorn und die Stafette beginnt erneut. Ein Durchgang endet, wenn das vordere Kind wieder am Gruppenanfang angelangt ist.
Hinweise	• Spanne die Bauchmuskulatur an!
Muskeln	Breiter Rückenmuskel (m. latissimus dorsi); gerader Bauchmuskel (m. rectus abdominis); innerer und äußerer schräger Bauchmuskel (mm. obliquii internus et externus abdominis); Hüftstreckmuskulatur (u. a. großer Gesäßmuskel [m. glutaeus maximus]; vierköpfiger Oberschenkelmuskel [m. quadriceps femoris])

Ganzkörperübung – *Für den Schul-/Vereinssport empfohlen!*

#36: Stafette – Hängebauchschweine

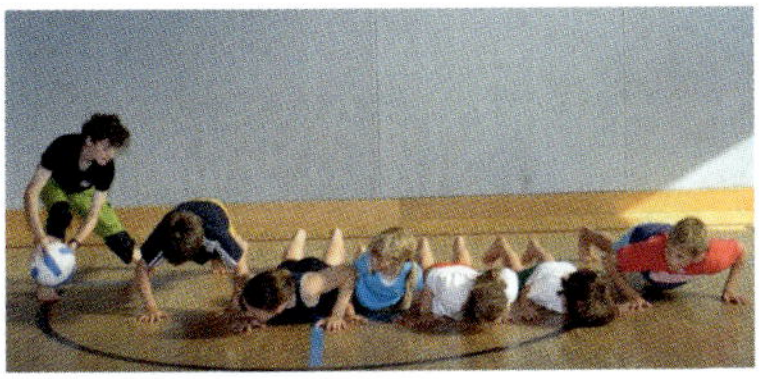
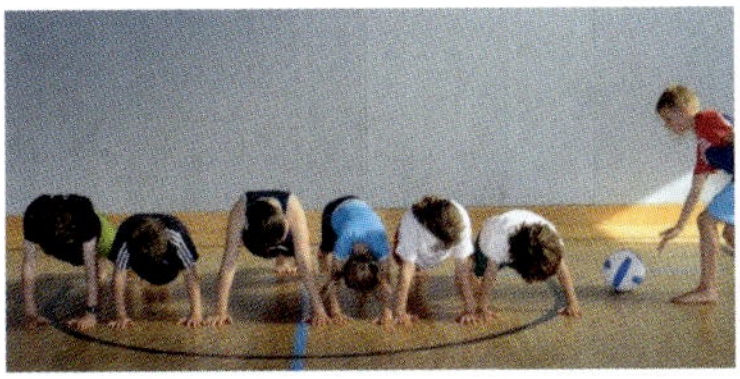

Ausgangsstellung und Verlauf

Positionie-rung	• Eine Gruppe von 6–10 Kindern liegt bäuchlings auf dem Boden.
Ausführung	• Auf Kommando rollt das linke äußere Kind den Ball unter der Gruppe hindurch. Die Gruppe nimmt hierzu die Liegestützposition ein. • Anschließend legt sich das linke äußere Kind auf den Boden. • Das äußere rechte Kind hält den Ball an und läuft mit ihm zum Anfang der Reihe. • Auf Kommando rollt das Kind den Ball wie zuvor unter der Gruppe hindurch, legt sich hin, usw. • Wenn das erste Kind die Anfangsposition wieder erreicht hat, ist ein Durchgang beendet.
Hinweise	• Achte auf eine korrekte Ausführung der Liegestütz-position!
Muskeln	Großer Brustmuskel (m. pectoralis major); dreiköpfiger Armstrecker (m. triceps brachii); gerader Bauchmuskel (m. rectus abdominis); innerer und äußerer schräger Bauchmuskel (mm. obliquii internus et externus abdominis); Hüftbeugemuskulatur (u. a. Lendendarmbeinmuskel [m. iliopsoas]; gerader Oberschenkelmuskel [m. rectus femoris])
Variation	a) Grundübung im dorsalen* Stütz ausführen. b) Grundübung im Seitstütz ausführen.

Ganzkörperübung – *Für den Schul-/Vereinssport empfohlen!*

#37: Ballläufer

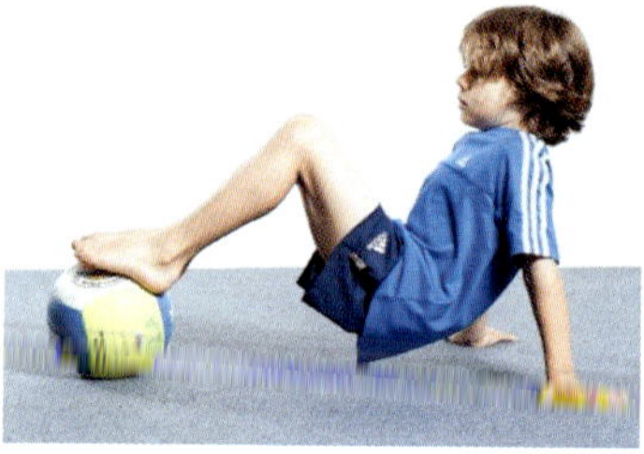

Ausgangsstellung

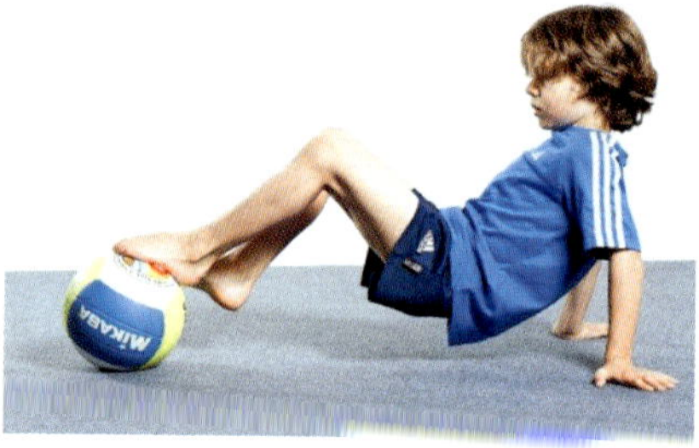

Umkehrstellung

Positionierung	• Im Sitzen die Füße auf einen Ball stellen. • Die Arme in Hüfthöhe auf den Boden stützen und das Gesäß vom Boden abheben.
Ausführung	• Den Ball langsam in Richtung Gesäß und wieder zurückrollen.
Hinweise	• Spanne die Bauchmuskulatur an! • Führe die Bewegung langsam aus!
Muskeln	Autochthone Rückenmuskeln* (m. erector spinae); breiter Rückenmuskel (m. latissimus dorsi); großer Gesäßmuskel (m. glutaeus maximus); hintere Oberschenkelmuskulatur (m. ischiocruralis); dreiköpfiger Armstrecker (m. triceps brachii); vorderer Sägemuskel (m. serratus anterior); Kapuzenmuskel, aufsteigender Anteil (m. trapezius pars ascendens)

Ganzkörperübung – *Für den Schul-/Vereinssport empfohlen!*

#38: Brückenbauer

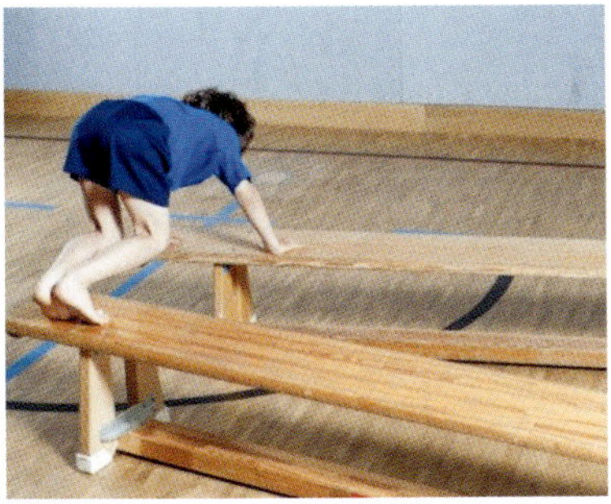

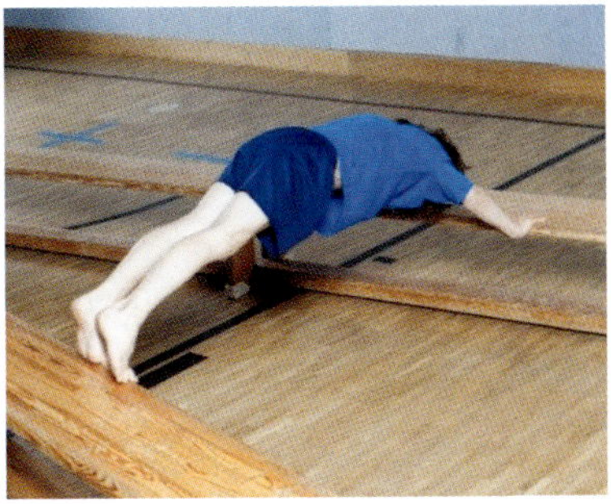

Ausgangsstellung und Verlauf

Positionierung	• Zwei Langbänke in V-Form aufstellen. Die Öffnung des V's hat an der schmalen Seite einen Abstand von ca. 30–50 cm und an der breiten Stelle die Größe des kleinsten Kindes plus 30 cm. • Die Füße auf der einen Bank und die Hände auf der anderen Bank positionieren.
Ausführung	• Das Kind bewegt sich mit Händen und Füßen seitwärts.
Hinweise	• Spanne die Bauchmuskulatur an!
Muskeln	Großer Brustmuskel (m. pectoralis major); dreiköpfiger Armstrecker (m. triceps brachii); gerader Bauchmuskel (m. rectus abdominis); innerer und äußerer schräger Bauchmuskel (mm. obliquii internus et externus abdominis); Hüftbeugemuskulatur (u. a. Lendendarmbeinmuskel [m. iliopsoas]; gerader Oberschenkelmuskel [m. rectus femoris])

Ganzkörperübung – *Für den Schul-/Vereinssport empfohlen!*

#39: Zieh- oder Schieberennen

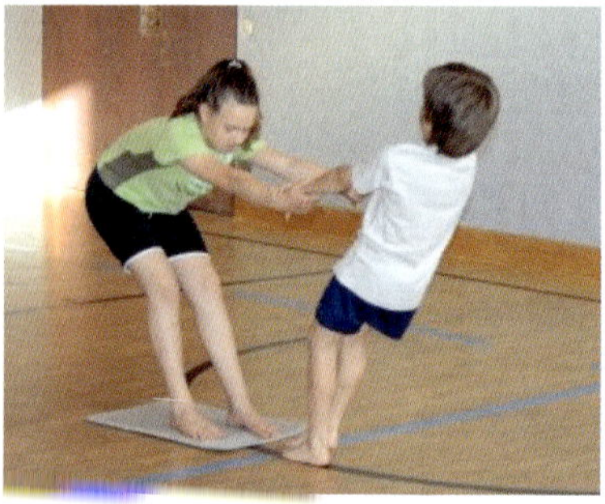

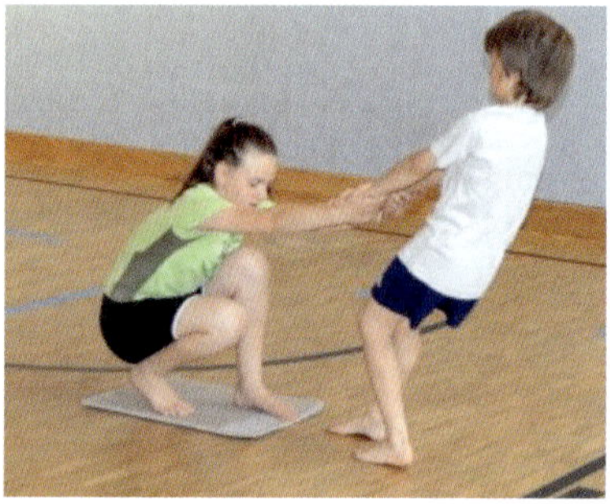

Ausgangsstellung und Verlauf

Positionierung	• Kind A steht auf einer Teppichfliese und Kind B davor. • Beide Kinder halten sich an den Händen.
Ausführung	• Kind B zieht Kind A durch die Halle.
Hinweise	• Bevor die Übung als Stafette ausgeführt wird, sollte die optimale Standposition auf der Teppichfliese ausprobiert werden.
Muskeln	Großer Brustmuskel (m. pectoralis major); breiter Rückenmuskel (m. latissimus dorsi); gerader Bauchmuskel (m. rectus abdominis); innerer und äußerer schräger Bauchmuskel (mm. obliquii internus et externus abdominis); Hüftstreckmuskulatur (u. a. großer Gesäßmuskel [m. glutaeus maximus]; vierköpfiger Oberschenkelmuskel [m. quadriceps femoris])
Variation	Kind B schiebt Kind A durch die Halle.

Ganzkörperübung – *Für den Schul-/Vereinssport empfohlen!*

#40: Pferdegespann

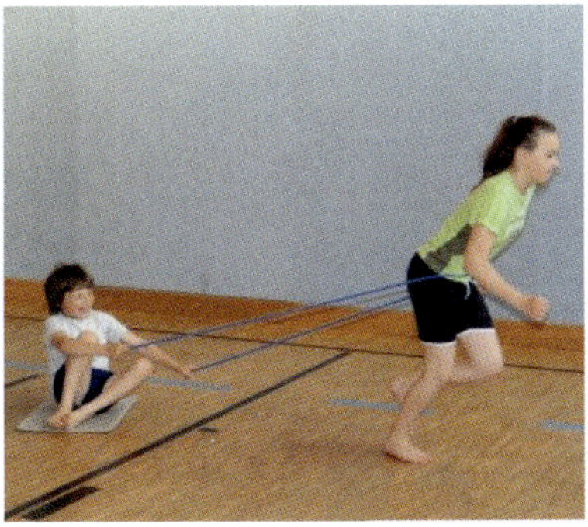

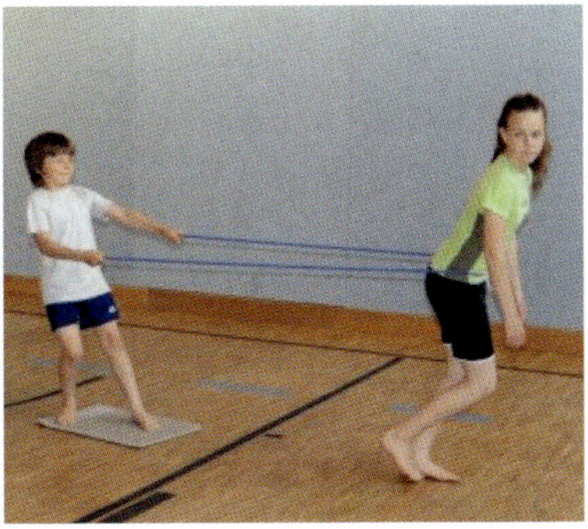

Ausgangsstellung und Verlauf

Positionie-rung	• Kind A sitzt oder steht auf einer Teppichfliese. • Kind B nimmt die Mitte eines Seiles um den Bauch. • Die Seilenden hält Kind A fest in den Händen.
Ausführung	• Kind B zieht Kind A durch die Halle.
Hinweise	• Bevor die Übung als Stafette ausgeführt wird, sollte die optimale Standposition auf der Teppichfliese ausprobiert werden. • Kind A kann auch durch mehrere Kinder gezogen werden („Gespann“). Beachte hierbei höhere Geschwindigkeiten in den Kurven!
Muskeln	Großer Brustmuskel (m. pectoralis major); gerader Bauchmuskel (m. rectus abdominis); innerer und äußerer schräger Bauchmuskel (mm. obliquii internus et externus abdominis); vierköpfiger Oberschenkelmuskel (m. quadriceps femoris); Hüftstreckmuskulatur (u. a. großer Gesäßmuskel [m. glutaeus maximus]); Zwillingswadenmuskel (m. gastrocnemius); Schollenmuskel (m. soleus); kurzer und langer Wadenbeinmuskel (mm. peronei brevis et longus); hinterer Schienbeinmuskel (m. tibialis posterior)

Ganzkörperübung – *Für den Schul-/Vereinssport empfohlen!*

#41: Stafette – leere Lore

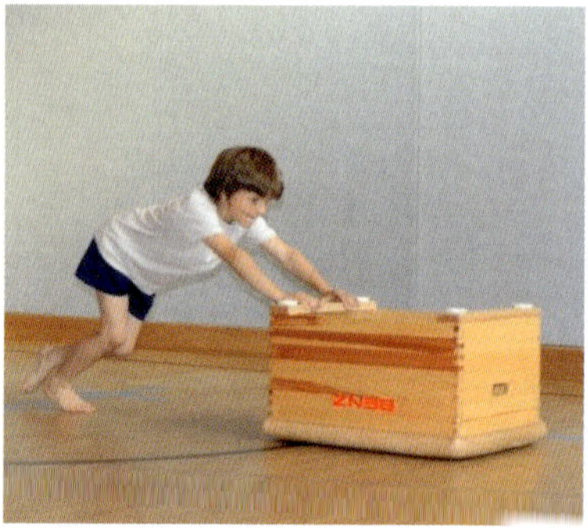

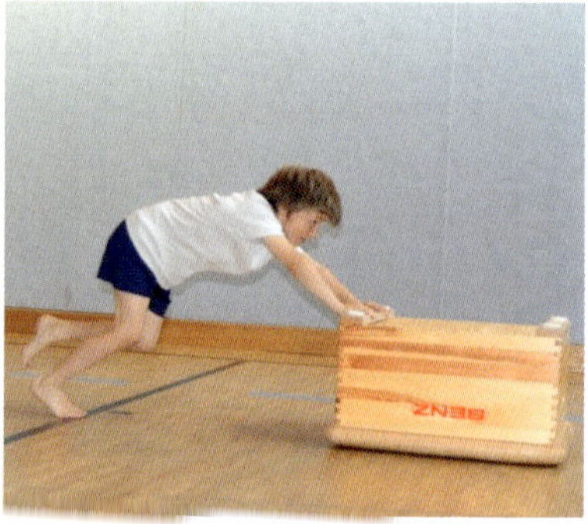

Ausgangsstellung und Verlauf

Positionie-rung	• Zwei oder mehr Gruppen versammeln sich hinter Turnkästen, welche auf der Polsterseite liegen.
Ausführung	• Auf Kommando werden die Kästen eine vorgegebene Strecke geschoben.
Hinweise	• Die Stafette kann um ein Mal (z. B. Hütchen) oder als Pendelstafette* ausgeführt werden.
Muskeln	Großer Brustmuskel (m. pectoralis major); gerader Bauchmuskel (m. rectus abdominis); innerer und äußerer schräger Bauchmuskel (mm. obliquii internus et externus abdominis); vierköpfiger Oberschenkelmuskel (m. quadriceps femoris); Hüftstreckmuskulatur (u. a. großer Gesäßmuskel [m. glutaeus maximus]); Zwillingswaden-muskel (m. gastrocnemius); Schollenmuskel (m. soleus); kurzer und langer Wadenbeinmuskel (mm. peronei brevis et longus); hinterer Schienbeinmuskel (m. tibialis posterior)

Ganzkörperübung – *Für den Schul-/Vereinssport empfohlen!*

#42: Krabbenfangen

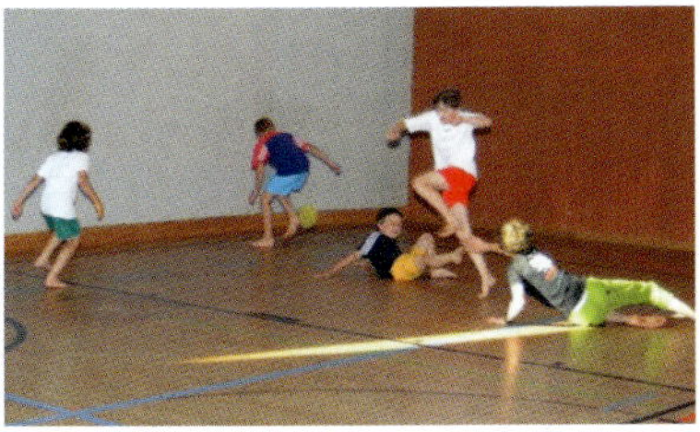
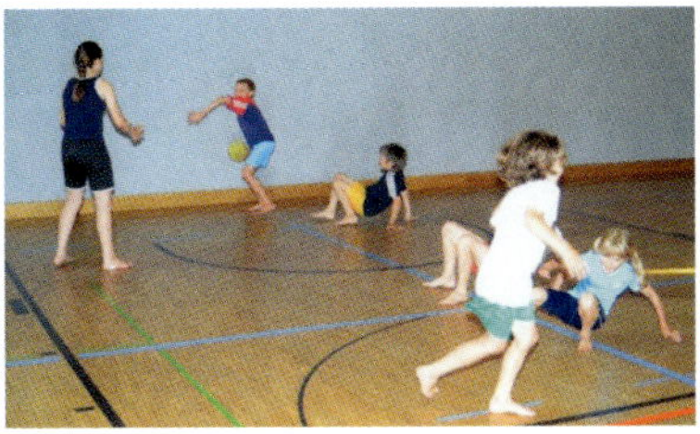

Ausgangsstellung und Verlauf

Regeln	• Ein bis zwei Kinder („Fänger") erhalten einen Schaumstoffball und versuchen, die umher laufenden Kinder abzuwerfen. Kinder, die getroffen wurden, werden zu „Krabben" und können sich nur noch rücklings auf Händen und Füßen fortbewegen. • Eine „Krabbe" wird „erlöst", wenn sie ein nicht getroffenes Kind berührt (dieses wird dadurch zur „Krabbe") oder den Ball fängt. • Ziel des Spiels ist es, als einziger keine „Krabbe" zu sein.
Hinweise	• Bei kleinen Kindern das Spielfeld nicht zu groß wählen. • Verwende ausschließlich einen Schaumstoffball!
Muskeln	Autochthone Rückenmuskeln* (m. erector spinae); breiter Rückenmuskel (m. latissimus dorsi); großer Gesäßmuskel (m. glutaeus maximus); dreiköpfiger Armstrecker (m. triceps brachii); vorderer Sägemuskel (m. serratus anterior); Kapuzenmuskel, aufsteigender Anteil (m. trapezius pars ascendens); gerader Bauchmuskel (m. rectus abdominis); innerer und äußerer schräger Bauchmuskel (mm. obliquii internus et externus abdominis)

Ganzkörperübung – *Für den Schul-/Vereinssport empfohlen!*

#43: Gemetzel

Regeln	• In einem Spielfeld, das je nach Kinderanzahl in seiner Größe variiert, werden zwei Male (z. B. zwei kleine Turnmatten) an den Kopfenden des Spielfeldes eingerichtet. Dort liegt bei jeder Mannschaft ein großer schwerer Medizinball. Die Mannschaften versuchen gleichzeitig, ihren eigenen Ball auf die gegnerische Matte zu legen und dies umgekehrt zu verhindern. • Die Kinder dürfen sich nur auf dem Gesäß fortbewegen und der Ball darf den Boden nicht verlassen. • Kinder, die nicht in Ballbesitz sind, dürfen blockiert und angegriffen werden.
Hinweise	• Bei der Verwendung eines Volleyballfeldes sollte 10 gegen 10 gespielt werden.
Muskeln	Autochthone Rückenmuskeln* (m. erector spinae); breiter Rückenmuskel (m. latissimus dorsi); großer Gesäßmuskel (m. glutaeus maximus); dreiköpfiger Armstrecker (m. triceps brachii); vorderer Sägemuskel (m. serratus anterior); Kapuzenmuskel, aufsteigender Anteil (m. trapezius pars ascendens); gerader Bauchmuskel (m. rectus abdominis); innerer und äußerer schräger Bauchmuskel (mm. obliquii internus et externus abdominis)

Ganzkörperübung – *Für den Schul-/Vereinssport empfohlen!*

#44: Vulkanausbruch

Regeln	• In zwei diagonalen Ecken des Spielfeldes liegt eine Turnmatte („Krankenhaus"). Die Kinder der beiden Mannschaften sind zur gleichen Zeit sowohl „Vulkan" als auch „Sanitäter". • Zu Spielbeginn verfügt jedes Kind über einen (weichen) Ball. • Auf Kommando schleudern die „Vulkane" Bälle („Steine") in die gegnerische Hälfte. Wird ein Kind von einem „Stein" getroffen, fällt es um und bleibt liegen. • Die Kinder der eigenen Mannschaft können die getroffenen Kindern in das „Krankenhaus" bringen. Werden sie während des Transportes von „Steinen" getroffen fallen sie ebenfalls um. Können sie die Matte berühren, sind sie geheilt und werden wieder zu „Vulkanen". • Das Spiel ist beendet, wenn alle Kinder einer Mannschaft am Boden liegen.
Hinweise	• Für den Krankenhausaufenthalt können Punkte vergeben werden.
Muskeln	Großer Brustmuskel (m. pectoralis major); breiter Rückenmuskel (m. latissimus dorsi); gerader Bauchmuskel (m. rectus abdominis); innerer und äußerer schräger Bauchmuskel (mm. obliquii internus et externus abdominis); Hüftstreckmuskulatur (u. a. großer Gesäßmuskel [m. glutaeus maximus]; vierköpfiger Oberschenkelmuskel [m. quadriceps femoris])

Übung für den Oberkörper (Schultergürtel) – *Für den Schul-/Vereinssport empfohlen!*

#45: Rudern einarmig

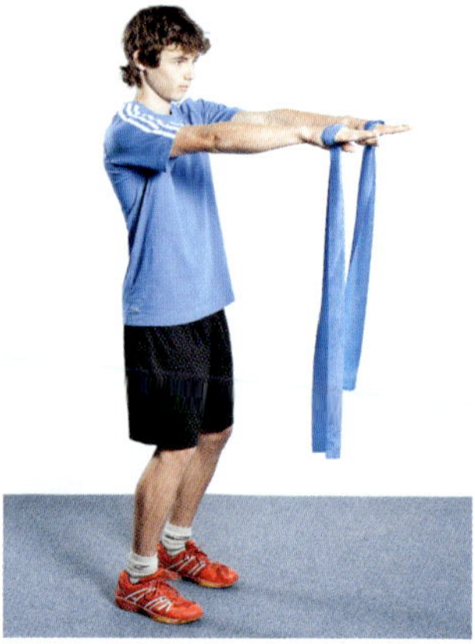

Ausgangsstellung

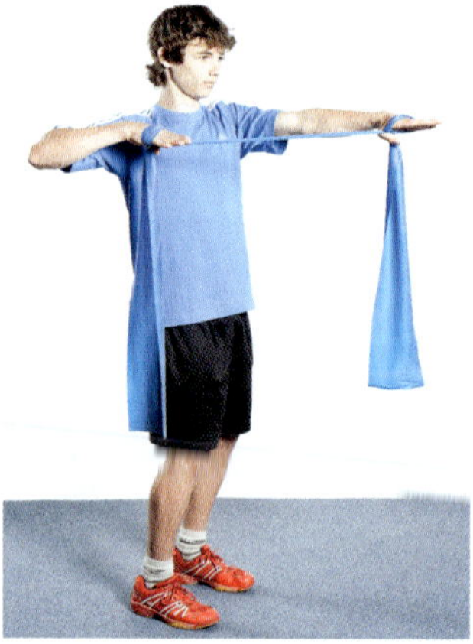

Umkehrstellung

Positionierung	• Die Füße hüftbreit und parallel zueinander aufstellen. • Die Knie und die Hüfte leicht beugen. • Das Band um die Hände wickeln. • Die Handrücken zeigen nach oben. • Die leicht gebeugten Arme sind in Vorhalte schulterbreit auseinander. • Das Band leicht spannen.
Ausführung	• Den rechten Arm nach hinten ziehen (dabei den Ellenbogen beugen) und wieder zurückführen. Der linke Arm bleibt gestreckt. • Die Übung mit dem gleichen Arm oder abwechselnd (rechter/linker Arm) ausführen.
Hinweise	• Vermeide ein nach oben ziehen der Schultern! • Spanne die Bauch- und Rückenmuskulatur an! • Ändere nicht die Position des Oberkörpers/Rückens während der Armbewegung!
Muskeln	Deltamuskel (m. deltoideus); breiter Rückenmuskel (m. latissimus); Trapezmuskel, mittlerer Anteil (m. trapezius pars transversus); Obergrätenmuskel (m. supraspinatus); dreiköpfiger Armmuskel (m. triceps brachii); autochthone Rückenmuskeln* (m. erector spinae)

Übung für den Oberkörper (Schultergürtel) – *Für den Schul-/Vereinssport empfohlen!*

#46: Shoulder frontal raise

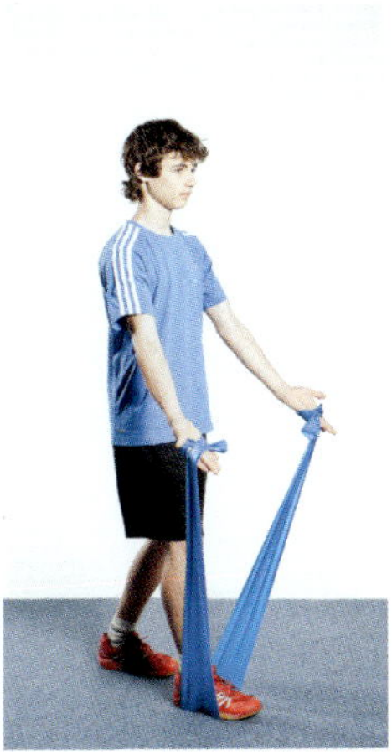

Ausgangsstellung

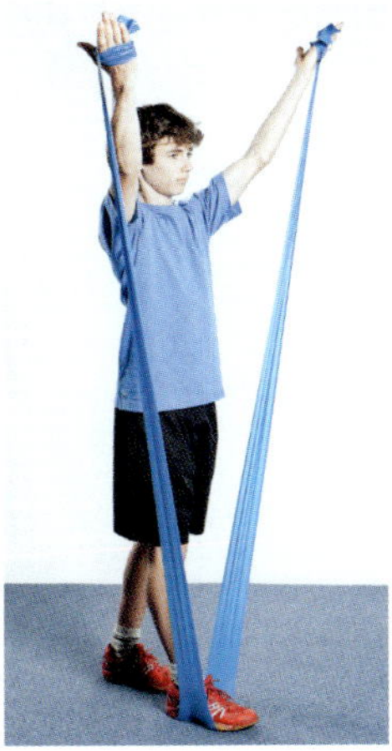

Umkehrstellung

Positionierung	• In Schrittstellung die Knie leicht beugen und die Füße hüftbreit sowie parallel zueinander aufstellen. • Der vordere Fuß steht auf der Bandmitte. • Die Bandenden um die Hände wickeln. • Die Handrücken zeigen nach unten. • Die leicht gebeugten Arme sind vor der Hüfte. • Das Band leicht spannen.
Ausführung	• Die Arme nach oben und wieder zurückführen.
Hinweise	• Vermeide ein nach oben ziehen der Schultern! • Spanne die Bauch- und Rückenmuskulatur an! • Ändere nicht die Position des Oberkörpers/Rückens während der Armbewegung!
Muskeln	Schulterflexoren (m. pectoralis major; m. coracobrachialis; m. deltoideus pars clavicularis; m. biceps brachii); Schulterblattstabilisatoren (m. trapezius pars ascendens; m. serratus anterior); autochthone Rückenmuskeln* (m. erector spinae)
Variation	Grundübung mit größerer Beugung des Ellenbogens ausführen. Hierdurch verringert sich die Hebelarmlänge und damit die Belastung.

Übung für den Oberkörper (Schultergürtel) – *Für den Schul-/Vereinssport empfohlen!*

#47: Shoulder lateral raise

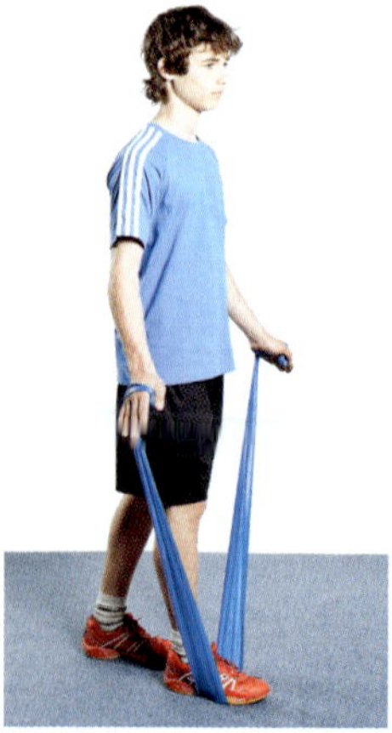

Ausgangsstellung

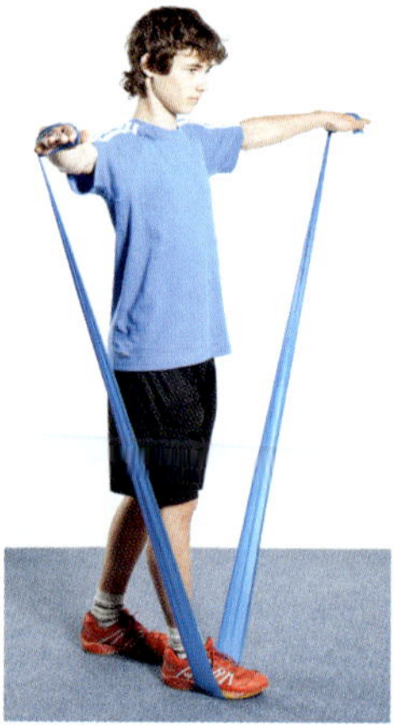

Umkehrstellung

Positionierung	• In Schrittstellung die Knie leicht beugen und die Füße hüftbreit sowie parallel zueinander aufstellen. • Der vordere Fuß steht auf der Bandmitte. • Die Bandenden um die Hände wickeln. • Die Handinnenflächen zeigen zueinander. • Die leicht gebeugten Hände sind vor der Hüfte. • Das Band leicht spannen.
Ausführung	• Die Arme seitlich nach oben (bis auf Höhe der Schulter) und wieder zurückführen.
Hinweise	• Vermeide ein nach oben ziehen der Schultern! • Spanne die Bauch- und Rückenmuskulatur an! • Ändere nicht die Position des Oberkörpers/Rückens während der Armbewegung!
Muskeln	Deltamuskel, vorderer Anteil (m. deltoideus pars acromialis); Trapezmuskel, auf- und absteigender Anteil (m. trapezius pars ascendens et descendens); vorderer Sägemuskel (m. serratus anterior); Obergrätenmuskel (m. supraspinatus)

Übung für den Oberkörper (Schultergürtel und Rücken) – *Für den Schul-/Vereinssport empfohlen!*

#48: Kreise zeichnen

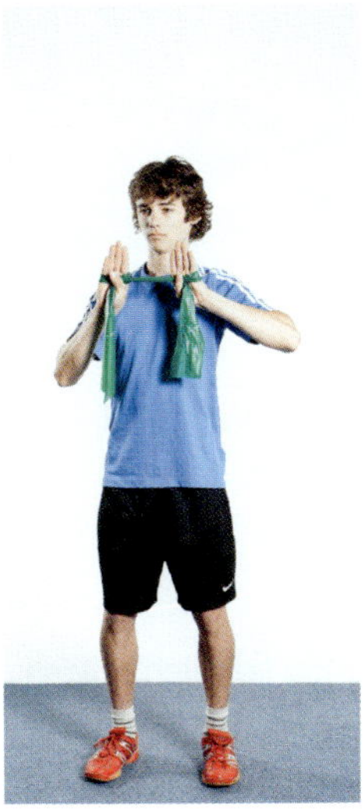

Ausgangsstellung

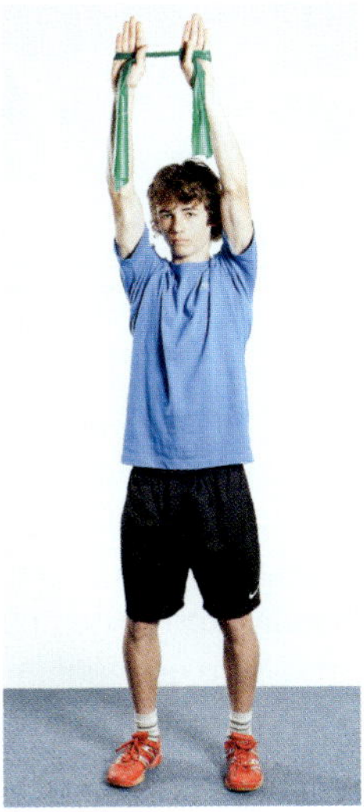

Umkehrstellung

Positionie-rung	• Die Füße hüftbreit und parallel zueinander aufstellen. • Die Knie und die Hüfte leicht beugen. • Die Bandenden um die Hände wickeln. • Die Handrücken zeigen zum Körper. • Die Arme sind gebeugt und die Hände schulterbreit voneinander entfernt. • Das Band leicht spannen.
Ausführung	• Die Hände über eine Seite nach oben führen und große Kreise vor dem Körper zeichnen. Dabei das Band auf Zug halten. • Danach die Richtung der Kreisbewegung wechseln.
Hinweise	• Spanne die Bauch- und Rückenmuskulatur an!
Muskeln	Wirbelsäulenaufrichter (m. erector spinae); Kapuzenmuskel, mittlerer Anteil (m. trapezius pars transversa); breiter Rückenmuskel (m. latissimus dorsi); großer Rundmuskel (m. teres major); dreiköpfiger Armmuskel (m. triceps brachii); Deltamuskel, hinterer Anteil (m. deltoideus pars spinalis); großer Brustmuskel (m. pectoralis major)

Übung für den Oberkörper (Schultergürtel und Rücken) – *Für den Schul-/Vereinssport empfohlen!*

#49: Upper back in prone position

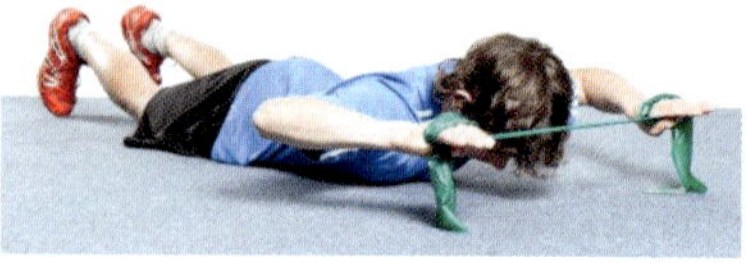

Ausgangsstellung

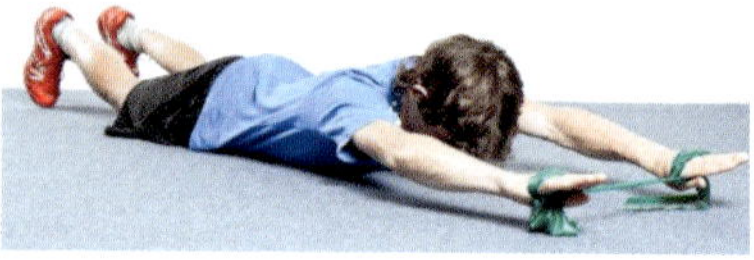

Umkehrstellung

Positionierung	• In Bauchlage den Kopf in Verlängerung der Wirbelsäule und mit Blick nach unten ausrichten. • Die Knie und die Füße drücken leicht gegen den Boden. • Die Bandenden um die Hände wickeln. • Die Handrücken zeigen nach oben. • Die Arme sind gebeugt und die Hände schulterbreit voneinander entfernt. • Das leicht gespannte Band vor dem Kopf halten.
Ausführung	• Beide Arme strecken und wieder beugen. Alternativ ist eine abwechselnde Ausführung (rechter/linker Arm) möglich.
Hinweise	• Spanne die Bauchmuskulatur an!
Muskeln	Autochthone Rückenmuskeln* (m. erector spinae); vorderer Sägemuskel (m. serratus anterior); Kapuzenmuskel (m. trapezius); Deltamuskel (m. deltoideus); Hüftbeugemuskulatur (u. a. Lendendarmbeinmuskel [m. iliopsoas]; gerader Oberschenkelmuskel [m. rectus femoris])
Variation	a) Grundübung mit Band hinter dem Kopf halten. Beide Arme strecken und wieder beugen. Alternativ ist eine abwechselnde Ausführung (rechter/linker Arm) möglich. b) Grundübung mit Band vor dem Kopf halten. Beide Arme und den Oberkörper wie ein Scheibenwischer abwechselnd nach rechts/links bewegen.

Übung für den Oberkörper (Schultergürtel) – *Für den Schul-/Vereinssport empfohlen!*

#50: Bauchrutsche

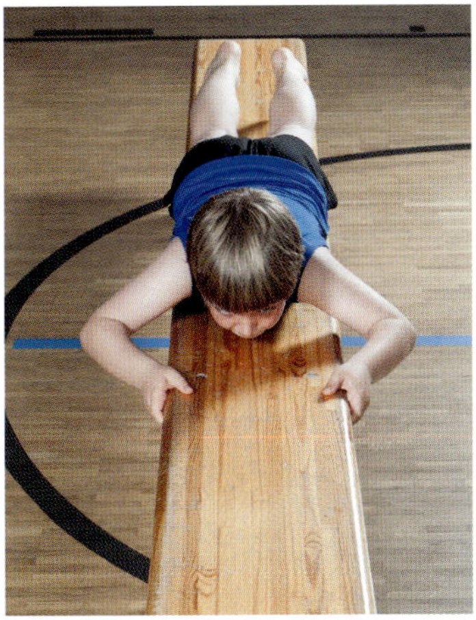

Ausgangsstellung

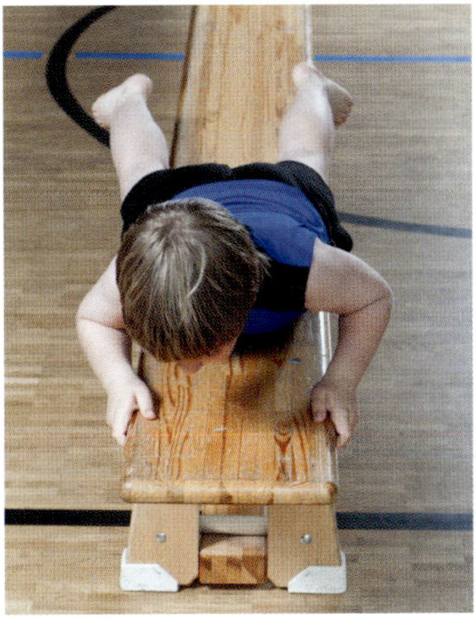

Umkehrstellung

Positionierung	• In Bauchlage an einem Ende der Langbank liegen.
Ausführung	• Sich mit beiden Händen über die Bank ziehen.
Hinweise	• Die Bank kann an einer Sprossenwand schräg eingehängt werden. Sich zum oberen Bankende ziehen würde eine erschwerte und sich zum unteren Bankende ziehen eine erleichterte Übungsausführung bedeuten. • Lege rechts und links der Langbank weiche Matten auf den Boden!
Muskeln	Wirbelsäulenaufrichter (m. erector spinae); Kapuzenmuskel, mittlerer Anteil (m. trapezius pars transversa); breiter Rückenmuskel (m. latissimus dorsi); großer Rundmuskel (m. teres major); dreiköpfiger Armstrecker (m. triceps brachii); Deltamuskel, hinterer Anteil (m. deltoideus pars spinalis); großer Brustmuskel (m. pectoralis major); gerader Bauchmuskel (m. rectus abdominis); innerer und äußerer schräger Bauchmuskel (mm. obliquii internus et externus abdominis)
Variation	Grundübung in Rückenlage ausführen. (Spanne die Bauchmuskulatur an!)

Übung für den Oberkörper (Schultergürtel) – *Für den Schul-/Vereinssport empfohlen!*

#51: Dips 2

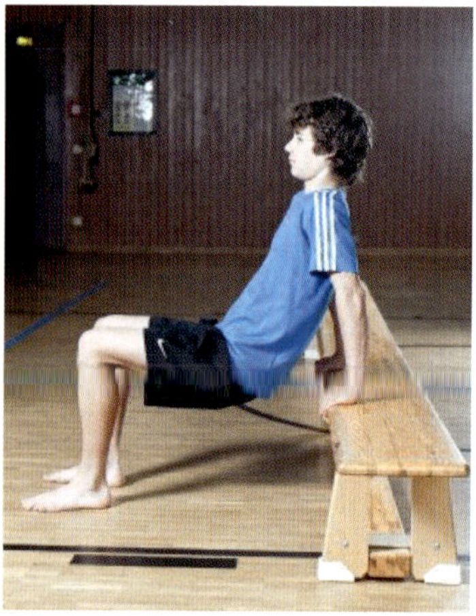

Ausgangsstellung

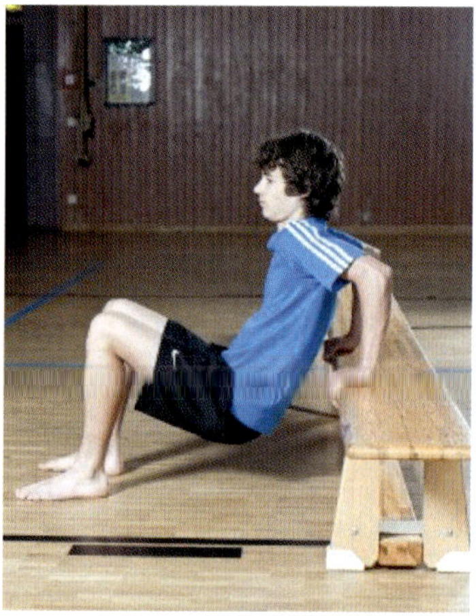

Umkehrstellung

Positionierung	• In Sitzposition die Langbank mit beiden Händen am Rand greifen.
Ausführung	• Die Ellenbogen beugen und wieder strecken.
Hinweise	• Spanne die Bauch- und Rückenmuskulatur an! • Die Beine können auch gestreckt oder auf einer weiteren Bank abgelegt werden. Hierdurch wird die Intensität der Übung erhöht. • Beachte eine rutschfeste Positionierung der Langbank!
Muskeln	Dreiköpfiger Armstrecker (m. triceps brachii); vorderer Sägemuskel (m. serratus anterior); Kapuzenmuskel, aufsteigender Anteil (m. trapezius pars ascendens); autochthone Rückenmuskeln* (m. erector spinae); breiter Rückenmuskel (m. latissimus dorsi); großer Gesäßmuskel (m. glutaeus maximus)
Variation	Die Ellbogen gestreckt lassen und die Bewegung nur aus den Schultern ausführen.

Übung für den Oberkörper (Schultergürtel) – *Für den Schul-/Vereinssport empfohlen!*

#52: Schwingender Tarzan

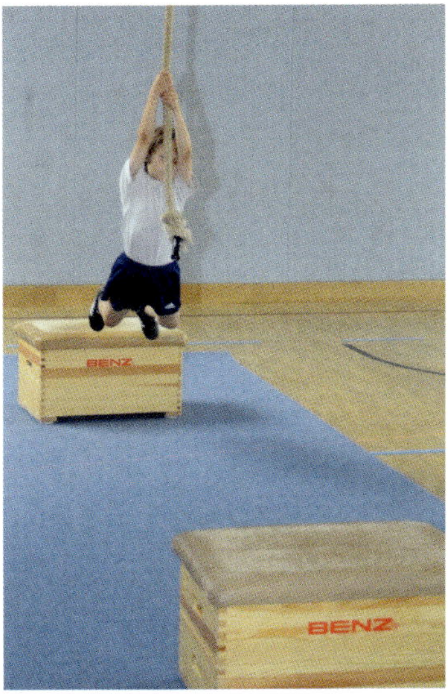

Ausgangsstellung

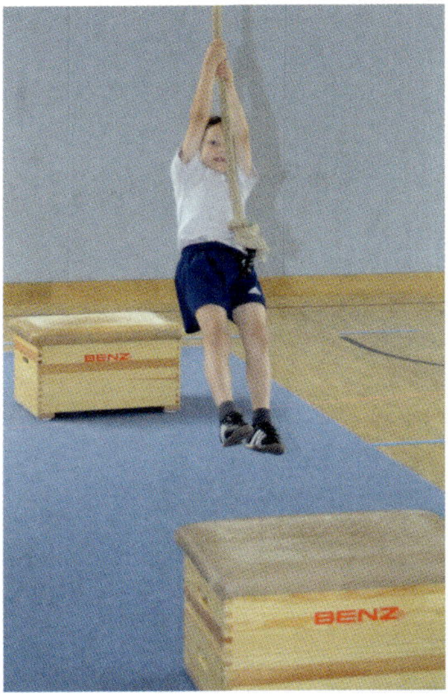

Umkehrstellung

Positionierung	• Auf einem Turnkasten stehen und sich mit beiden Händen an einem Tau festhalten.
Ausführung	• Vom Kasten zu einem ca. 3–5 m entfernten Kasten nach vorn schwingen.
Hinweise	• Beachte, dass die Übungsstation mit Matten abgesichert ist!
Muskeln	Großer Brustmuskel (m. pectoralis major); breiter Rückenmuskel (m. latissimus dorsi); großer Rundmuskel (m. teres major); gesamte Bauchmuskulatur (m. transversus abdominis; m. rectus abdominis; mm. obliquii internus et externus abdominis)
Variation	a) An zwei Tauen festhalten und die Grundübung ausführen. b) Sich mit Arm- und Beineinsatz so hoch wie möglich am Tau nach oben ziehen. c) Sich mit Arm- aber ohne Beineinsatz so hoch wie möglich am Tau nach oben ziehen.

Übung für den Oberkörper (Schultergürtel) –
Für den Schul-/Vereinssport empfohlen!

#53: Klimmzug

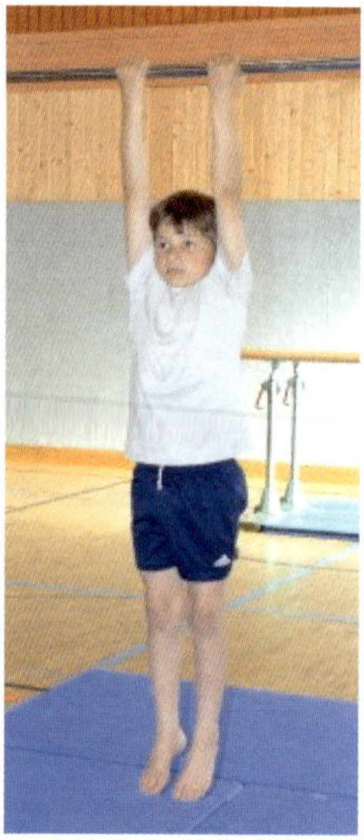

Ausgangsstellung

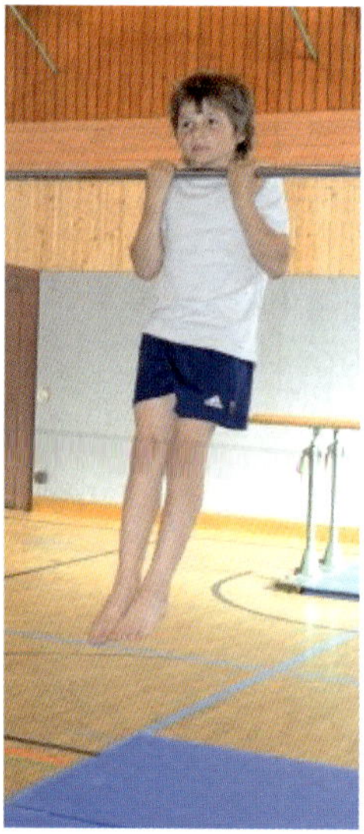

Umkehrstellung

Positionierung	• Die Hände greifen die Reckstange im Kammgriff*. • Die Füße haben keine Bodenberührung.
Ausführung	• Durch das Beugen der Ellenbogen den Körper nach oben ziehen bis das Brustbein die Reckstange berührt und wieder zurück.
Hinweise	• Grundübung mit Ristgriff* ausführen. Hierdurch wird der zweiköpfige Armmuskel weniger trainiert.
Muskeln	Großer Brustmuskel (m. pectoralis major); breiter Rückenmuskel (m. latissimus dorsi); großer Rundmuskel (m. teres major); gesamte Bauchmuskulatur (m. transversus abdominis; m. rectus abdominis; mm. obliquii internus et externus abdominis)
Variation	a) Grundübung mit Ristgriff* ausführen. Durch Beugen der Ellenbogen den Körper nach oben ziehen bis der Nacken die Reckstange berührt und zurück. Hierdurch wird der breite Rückenmuskel stärker trainiert.

Übung für den Oberkörper (Schultergürtel) – *Für den Schul-/Vereinssport empfohlen!*

#54: Teppichrutscher

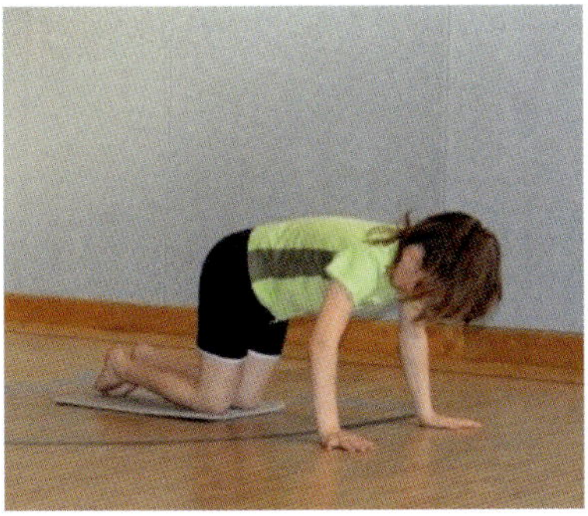

Ausgangsstellung

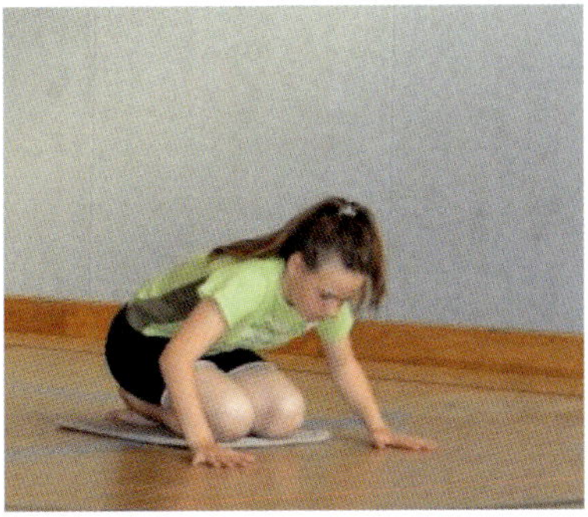

Umkehrstellung

Positionie-rung	• Im Vierfüßerstand auf einer Teppichfliese knien.
Ausführung	• Sich mit den Händen zu einer Ziellinie ziehen oder schieben.
Hinweise	• Die Übung kann auch als Pendelstaffel* durchgeführt werden! • Bevor die Übung als Stafette ausgeführt wird, sollte die optimale Position auf der Teppichfliese ausprobiert werden.
Muskeln	Gesamte Bauchmuskulatur (u. a. mm. obliquii internus et externus abdominis); Hüftbeugemuskulatur (u. a. m. iliopsoas); Kapuzenmuskel, mittlerer und aufsteigender Anteil (m. trapezius pars transversa et pars ascendens); breiter Rückenmuskel (m. latissimus dorsi); großer Rundmuskel (m. teres major); dreiköpfiger Armstrecker (m. triceps brachii); Deltamuskel, hinterer Anteil (m. deltoideus pars spinalis); großer Brustmuskel (m. pectoralis major)
Variation	a) Sich mit den Händen auf die Teppichfliese stützen und sie vor sich herschieben. b) Mit den Füßen auf der Teppichfliese stehen und sich mit den Händen zur Ziellinie schieben oder ziehen.

Übung für den Oberkörper (Schultergürtel, Brust und Bauch) – *Für den Schul-/Vereinssport empfohlen!*

#55: Rundstütz

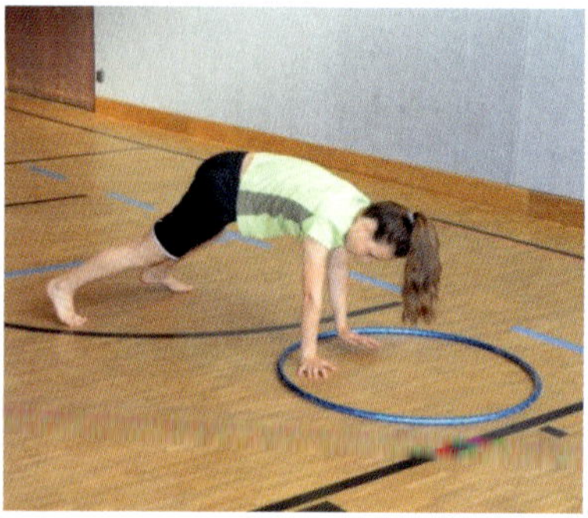

Ausgangsstellung

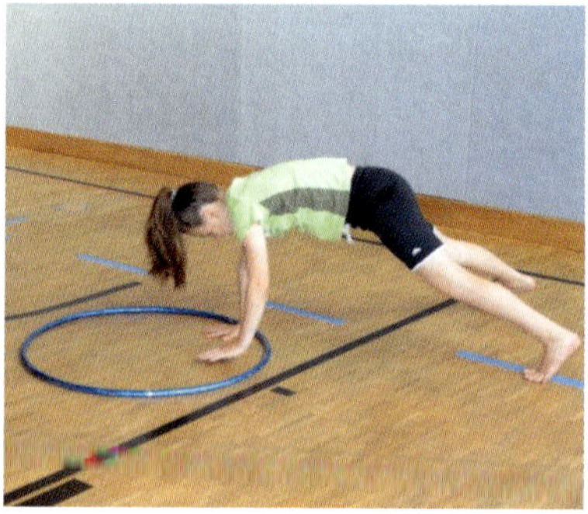

Umkehrstellung

Positionie-rung	• Das Kind positioniert in der Liegestützposition seine Hände innerhalb eines Reifens.
Ausführung	• Mit den Füßen in einen möglichst großen Kreis um den Reifen gehen. Die Hände dürfen den Reifen nicht verlassen.
Hinweise	• Beachte, dass kein Hohlkreuz entsteht! • Spanne die Bauch- und Rückenmuskulatur an!
Muskeln	Großer Brustmuskel (m. pectoralis major); dreiköpfiger Armstrecker (m. triceps brachii); gerader Bauchmuskel (m. rectus abdominis); innerer und äußerer schräger Bauchmuskel (mm. obliquii internus et externus abdominis); Hüftbeugemuskulatur (u. a. Lendendarmbeinmuskel [m. iliopsoas]; gerader Oberschenkelmuskel [m. rectus femoris])
Variation	a) Grundübung mit den Füßen innerhalb des Reifens ausführen. Die Arme absolvieren einen Kreis.

Übung für den Oberkörper (Schultergürtel, Brust und Bauch) – *Für den Schul-/Vereinssport empfohlen!*

#56: Dompteur

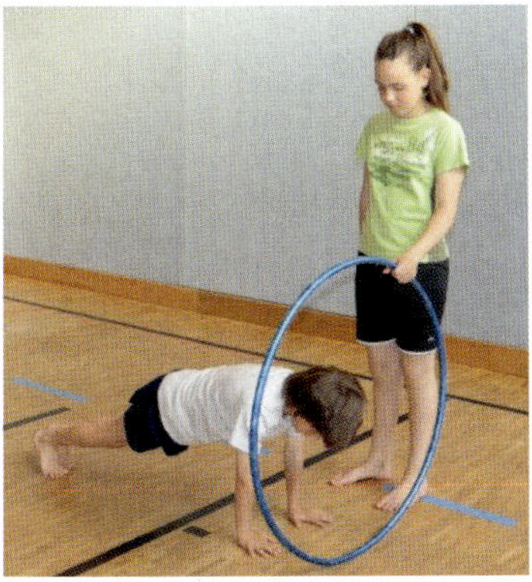

Ausgangsstellung

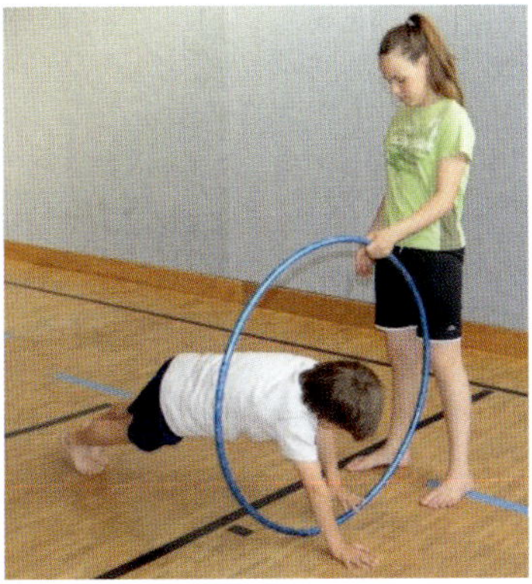

Umkehrstellung

Positionie-rung	• Kind A („Tiger") ist in Liegestützposition und Kind B („Dompteur") hält einen Reifen in der Hand.
Ausführung	• Der „Dompteur" führt den Reifen vom Kopf bis zu den Füßen über den „Tiger". Dieser hebt nacheinander die Hände und Füße, ohne den Reifen zu berühren. *Aufgabe:* Wie oft kann der „Dompteur" den Reifen überstreifen, bevor der „Tiger" müde ist?
Hinweise	• Beachte, dass kein Hohlkreuz entsteht! • Spanne die Bauch- und Rückenmuskulatur an! • Trainierte Kinder können durch den Reifen springen.
Muskeln	Großer Brustmuskel (m. pectoralis major); dreiköpfiger Armstrecker (m. triceps brachii); gerader Bauchmuskel (m. rectus abdominis); innerer und äußerer schräger Bauchmuskel (mm. obliquii internus et externus abdominis); Hüftbeugemuskulatur (u. a. Lendendarmbeinmuskel [m. iliopsoas]; gerader Oberschenkelmuskel [m. rectus femoris])

Übung für den Oberkörper (Schultergürtel) –
Für den Schul-/Vereinssport empfohlen!

#57: Affenbrücke

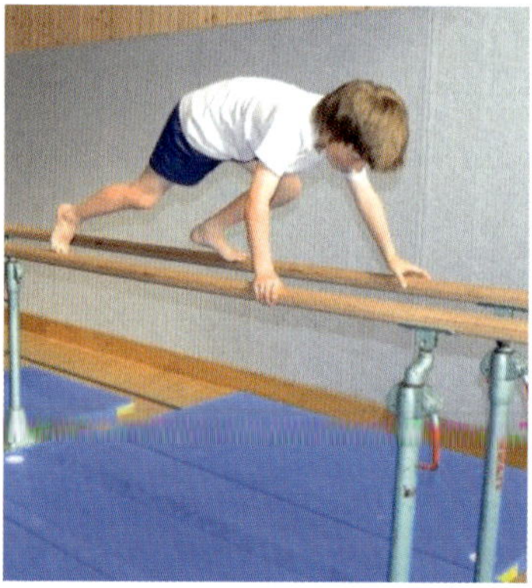

Ausgangsstellung

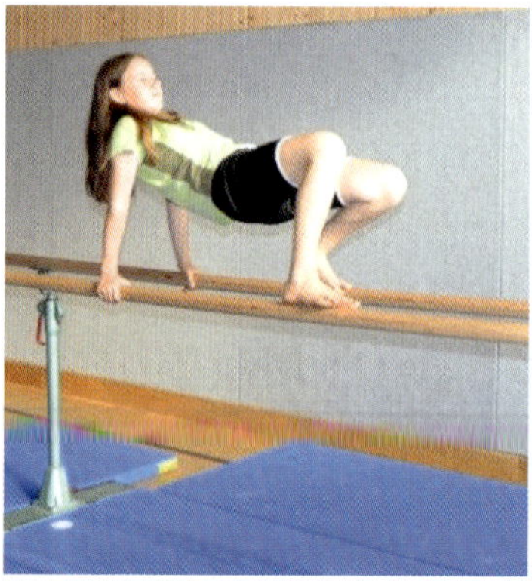

Umkehrstellung

Positionierung	• Im Vierfüßerstand vorlings oder rücklings auf den Holmen abstützen.
Ausführung	• Im Vierfüßergang über die Barrenholme zur anderen Seite klettern.
Hinweise	• Beachte, dass kein Hohlkreuz entsteht! • Spanne die Bauch- und Rückenmuskulatur an!
Muskeln	*vorlings:* großer Brustmuskel (m. pectoralis major); dreiköpfiger Armstrecker (m. triceps brachii); gerader Bauchmuskel (m. rectus abdominis); innerer und äußerer schräger Bauchmuskel (mm. obliquii internus et externus abdominis); Hüftbeugemuskulatur (u. a. Lendendarmbeinmuskel [m. iliopsoas]); vierköpfiger Oberschenkelmuskel (m. quadriceps femoris) *rücklings:* autochthone Rückenmuskeln* (m. erector spinae); breiter Rückenmuskel (m. latissimus dorsi); großer Gesäßmuskel (m. glutaeus maximus); hintere Oberschenkelmuskulatur (m. ischiocruralis); dreiköpfiger Armstrecker (m. triceps brachii); vorderer Sägemuskel (m. serratus anterior); Kapuzenmuskel, aufsteigender Anteil (m. trapezius pars ascendens)
Variation	Mit beiden Füßen auf den rechten Holmen und mit beiden Händen auf den linken Holmen zur anderen Seite klettern.

Übung für den Oberkörper (Brust) –
Für den Schul-/Vereinssport empfohlen!

#58: Liegestütz mit Ball

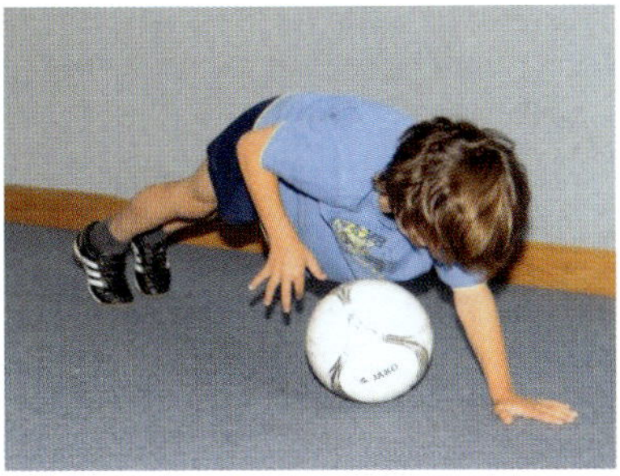

Ausgangsstellung

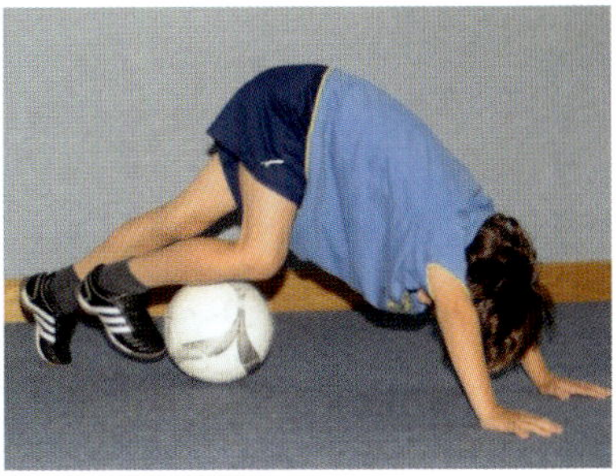

Umkehrstellung

Positionierung	• Die Liegestützposition einnehmen.
Ausführung	• Den Ball von der Hand zum Fuß und zurückspielen.
Hinweise	• Spanne die Bauchmuskulatur an!
Muskeln	Großer Brustmuskel (m. pectoralis major); dreiköpfiger Armstrecker (m. triceps brachii); gerader Bauchmuskel (m. rectus abdominis); innerer und äußerer schräger Bauchmuskel (mm. obliquii internus et externus abdominis); Hüftbeugemuskulatur (u. a. Lendendarmbeinmuskel [m. iliopsoas]; gerader Oberschenkelmuskel [m. rectus femoris])
Variation	a) Den Ball mit der einen Hand um die andere Hand kreisen lassen. b) Mit beiden Händen auf den Ball stützen. Die gebeugten Knie sind unter der Hüfte. *Aufgabe:* Wer kann die Füße am weitesten vom Ball entfernen und wieder annähern? c) Mit beiden Füßen auf den Ball stützen. Die Hände sind unter der Schulter und die Knie sind unter der Hüfte. *Aufgabe:* Wer kann die Hände am weitesten vom Ball entfernen und wieder annähern?

Übung für den Oberkörper (Brust) – *Für den Schul-/Vereinssport empfohlen!*

#59: Liegestütz mit Bank

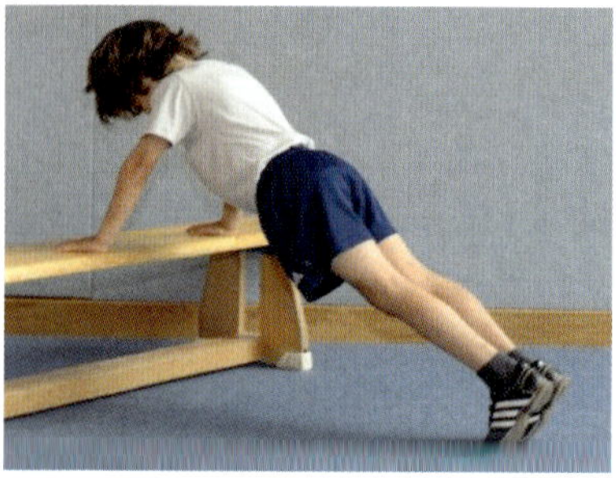

Ausgangsstellung

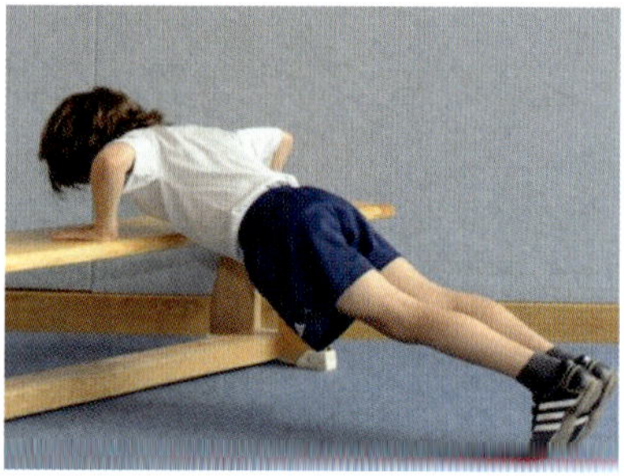

Umkehrstellung

Positionierung	• Die Liegestützposition mit den Händen auf der Langbank einnehmen.
Ausführung	• Die Arme beugen und wieder strecken.
Hinweise	• Beachte, dass Rücken und Beine eine Linie bilden! • Spanne die Bauchmuskulatur an!
Muskeln	Großer Brustmuskel (m. pectoralis major); dreiköpfiger Armstrecker (m. triceps brachii); gerader Bauchmuskel (m. rectus abdominis); innerer und äußerer schräger Bauchmuskel (mm. obliquii internus et externus abdominis); Hüftbeugemuskulatur (u. a. Lendendarmbeinmuskel [m. iliopsoas]; gerader Oberschenkelmuskel [m. rectus femoris])
Variation	a) Grundübung mit Füßen auf der Bank und Händen auf dem Boden ausführen. b) Im Vierfüßergang über zwei Bänken laufen, wobei die Hände auf der einen und die Füße auf der anderen Bank sind.

Übung für den Oberkörper (Brust) – *Für den Schul-/Vereinssport empfohlen!*

#60: Stützsprung

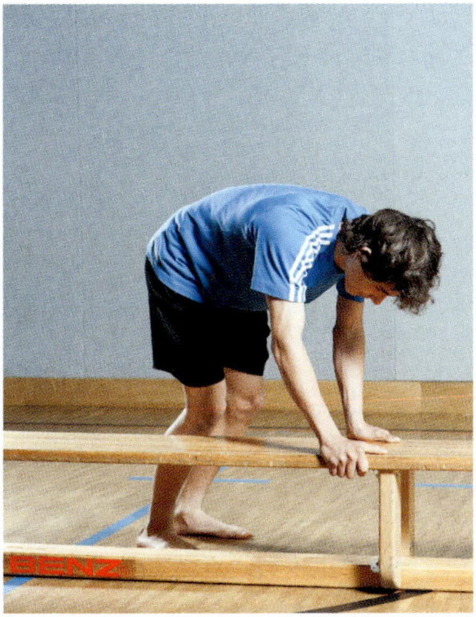

Ausgangsstellung

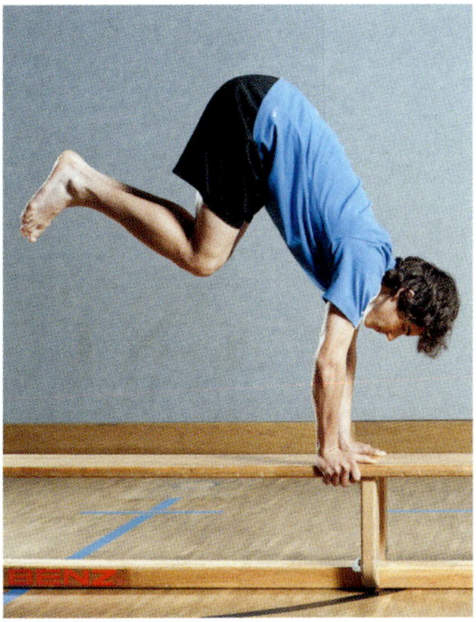

Umkehrstellung

Positionierung	• Seitlich neben einer Langbank stehen. • Mit beiden Händen die Bank greifen. • Die Ellenbogen sind leicht gebeugt.
Ausführung	• Mit einer hohen Hocke die Bank fortlaufend von links nach rechts überspringen.
Hinweise	• Eine Zwischenlandung auf der Bank erleichtert die Übungsausführung.
Muskeln	Großer Brustmuskel (m. pectoralis major); dreiköpfiger Armstrecker (m. triceps brachii); gerader Bauchmuskel (m. rectus abdominis); innerer und äußerer schräger Bauchmuskel (mm. obliquii internus et externus abdominis); Hüftbeugemuskulatur (u. a. Lendendarmbeinmuskel [m. iliopsoas]; gerader Oberschenkelmuskel [m. rectus femoris])
Variation	Die Bank umkreisen, d. h. mit einer hohen Hocke überspringen und anschließend unten durchkriechen.

Übung für den Oberkörper (Arme) – *Für den Schul-/Vereinssport empfohlen!*

#61: Biceps curl 2

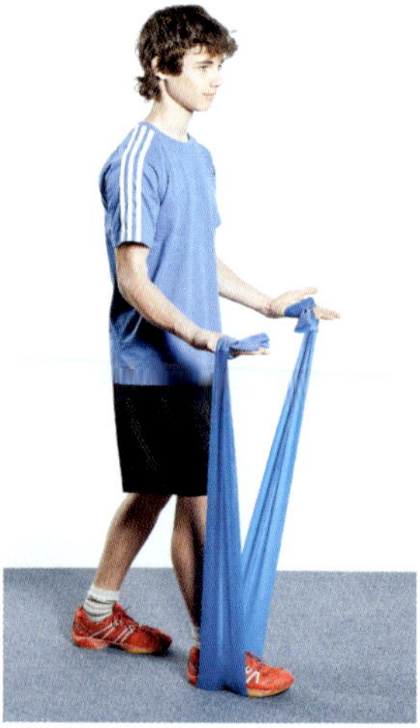

Ausgangsstellung

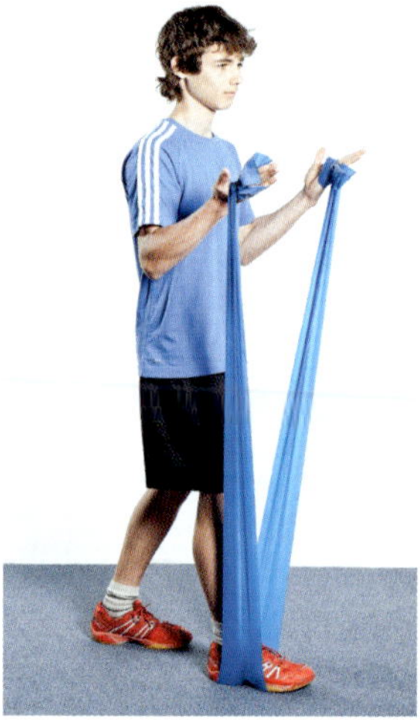

Umkehrstellung

Positionierung	• In Schrittstellung die Knie leicht beugen und die Füße hüftbreit sowie parallel zueinander aufstellen. • Der vordere Fuß steht auf der Bandmitte. • Die Bandenden um die Hände wickeln. • Die Handinnenflächen zeigen nach oben. • Die leicht gebeugten Hände sind vor der Hüfte. • Die Ellenbogen sind neben dem Körper, liegen aber nicht an.
Ausführung	• Die Ellenbogen beugen und wieder strecken.
Hinweise	• Vermeide ein nach oben ziehen der Schultern! • Spanne die Bauch- und Rückenmuskulatur an! • Verändere nicht die Position des Oberkörpers/Rückens während der Armbewegung! • Wechsle das vordere Bein nach einer Serie!
Muskeln	Zweiköpfiger Armmuskel (m. biceps brachii); Armbeuger (m. brachialis); Oberarmspeichenmuskel (m. brachioradialis); autochthone Rückenmuskeln* (m. erector spinae)

Übung für den Oberkörper (Arme) – *Für den Schul-/Vereinssport empfohlen!*

#62: Triceps extension

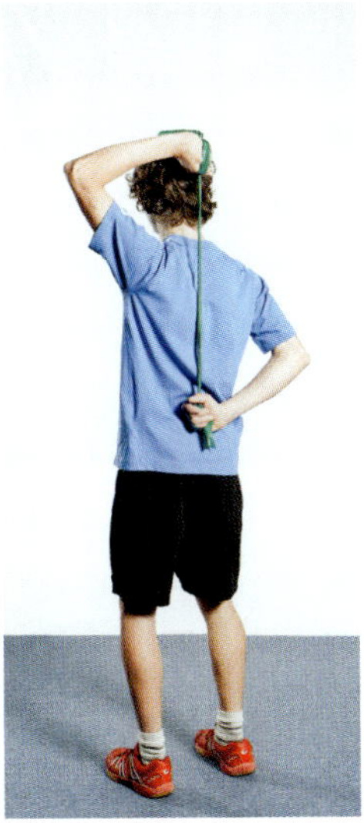

Ausgangsstellung

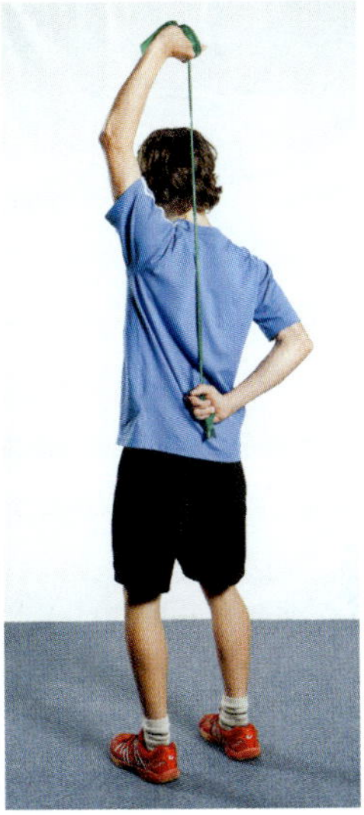

Umkehrstellung

Positionierung	• Die Füße hüftbreit und parallel zueinander aufstellen. • Die Knie und die Hüfte leicht beugen. • Die Bandenden um die Hände wickeln. • Der untere Arm befindet sich in gebeugter Haltung hinter dem Rücken und der obere Arm befindet sich in gebeugter Haltung hinter dem Kopf. • Das Band leicht spannen.
Ausführung	• Den oberen Arm strecken und wieder beugen.
Hinweise	• Wechsle die Armhaltung nach einer Serie! • Vermeide ein nach oben ziehen der Schultern! • Spanne die Bauch- und Rückenmuskulatur an! • Verändere nicht die Position des Oberkörpers/Rückens während der Armbewegung!
Muskeln	Dreiköpfiger Armmuskel (m. triceps brachii); autochthone Rückenmuskeln* (m. erector spinae)

Übung für den Oberkörper (Rumpf) – *Für den Schul-/Vereinssport empfohlen!*

#63: Ballübergabe im Seitstütz

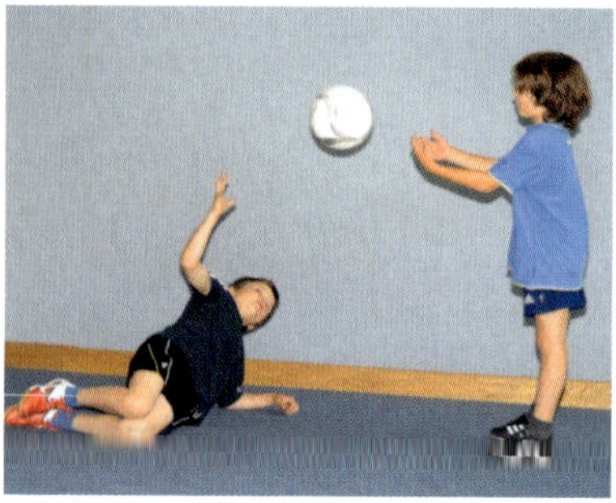

Ausgangsstellung

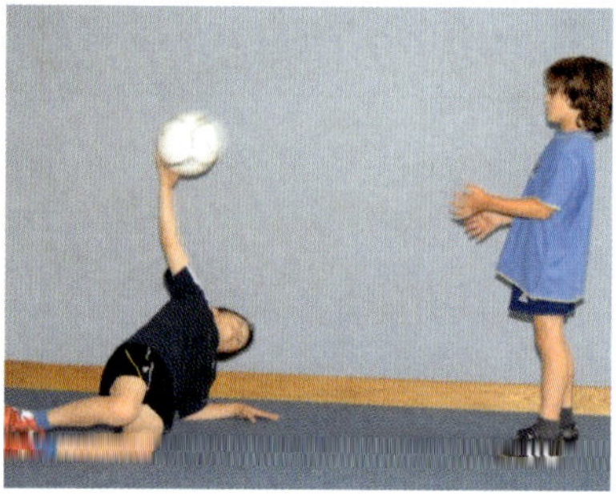

Umkehrstellung

Positionie-rung	• Kind A ist im Seitstütz. • Der Ellenbogen ist unter der Schulter. • Die Hüfte strecken und die Knie 90 Grad beugen. • Die Hüfte vom Boden heben. • Kind B steht mit dem Ball in den Händen.
Ausführung	• Kind B wirft Kind A den Ball zu. Dieser fängt den Ball einhändig und wirft ihn wieder zurück.
Hinweise	• Spanne die Bauch- und Rückenmuskulatur an!
Muskeln	Mittlerer Gesäßmuskel (m. glutaeus medius); großer Gesäßmuskel (m. glutaeus maximus); kleiner Gesäß-muskel (m. glutaeus minimus); Schenkelbindenspanner (m. tensor fascie latae); birnenförmiger Muskel (m. piriformis); innerer und äußerer schräger Bauchmuskel (mm. obliquii internus et externus abdominis); autoch-thone Rückenmuskeln* (m. erector spinae) der gleichen Seite; vorderer Sägemuskel (m. serratus anterior)
Variation	a) Das obere Bein heben und die Grundübung ausführen. b) Grundübung im Langstütz ausführen.

Übung für den Oberkörper (Rumpf) –
Für den Schul-/Vereinssport empfohlen!

#64: Rollen mit Ball

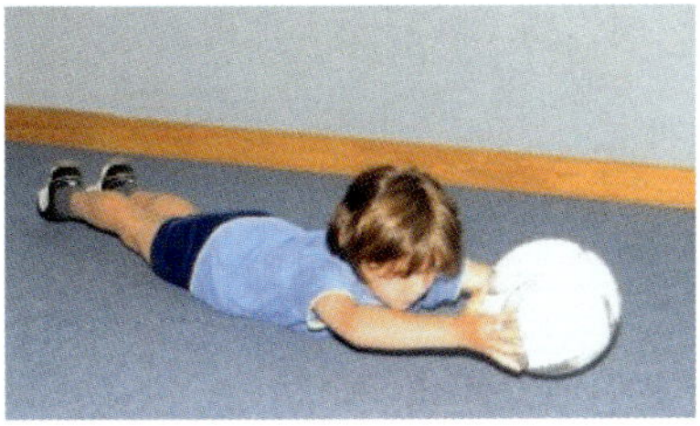

Ausgangsstellung

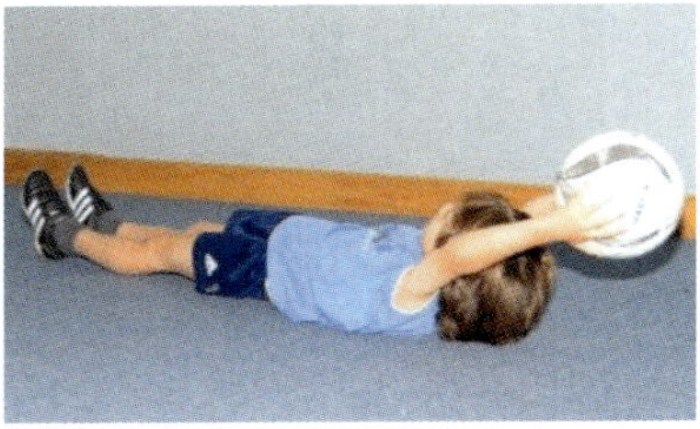

Umkehrstellung

Positionierung	• In Bauchlage den Ball in beide Hände nehmen und die gestreckten Arme vom Boden abheben. • Den Blick zum Boden richten und den Nacken lang machen.
Ausführung	• Sich um die Körperlängsachse drehen, ohne das der Ball den Boden berührt.
Hinweise	• Spanne die Bauchmuskulatur an! • Benutze keinen Schwung für die Bewegungsausführung! • Führe die Bewegung in „Zeitlupe" aus!
Muskeln	Innerer und äußerer schräger Bauchmuskel (mm. obliquii internus et externus abdominis); autochthone Rückenmuskeln* (m. erector spinae); Hüftstreckmuskulatur (u. a. großer Gesäßmuskel [m. glutaeus maximus]); Hüftbeugemuskulatur (u. a. Lendendarmbeinmuskel [m. iliopsoas]; gerader Oberschenkelmuskel [m. rectus femoris])
Variation	a) Grundübung mit dem Ball zwischen den Füßen ausführen.

Übung für den Oberkörper (Bauch) – *Für den Schul-/Vereinssport empfohlen!*

#65: Crunches 1

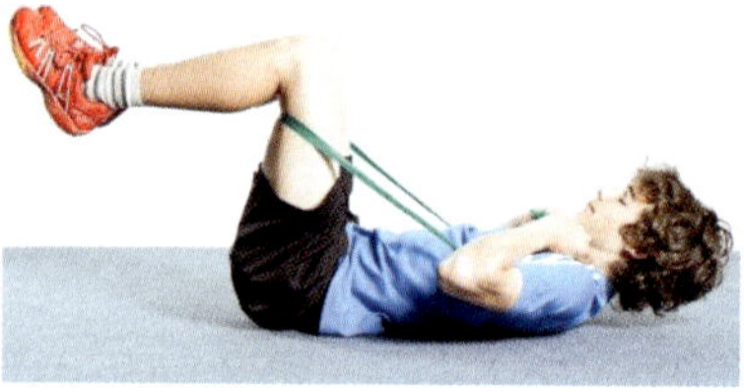

Ausgangsstellung

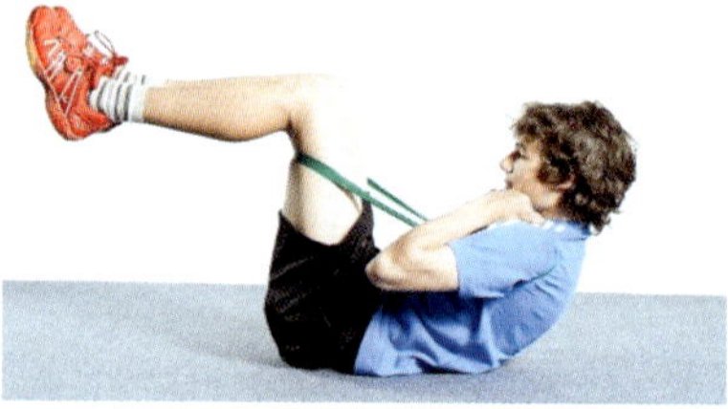

Umkehrstellung

Positionierung	• In Rückenlage die Knie und die Hüfte 90 Grad beugen. • Die Bandmitte ist in den Kniekehlen. • Die Bandenden um die Hände wickeln und das Band von hinten über die Schultern nach vorne führen. • Die Hände berühren die Schlüsselbeine.
Ausführung	• Die Wirbelsäule erst strecken und dann von der Brustwirbelsäule beginnend Wirbel für Wirbel aufrollen.
Hinweise	• Das Band unterstützt die Bewegung und erleichtert das Aufrollen. • Durch das Tragen langer Sporthosen lassen sich Scheuerstellen in den Kniekehlen vermeiden.
Muskeln	Gerader Bauchmuskel (m. rectus abdominis); innerer und äußerer schräger Bauchmuskel (mm. obliquii internus et externus abdominis); Hüftbeugemuskulatur (u. a. Lendendarmbeinmuskel [m. iliopsoas]; gerader Oberschenkelmuskel [m. rectus femoris])
Variation	a) Die Grundübung ausführen, wobei mit einem Ellenbogen zum gegenüberliegenden Knie und wieder zurück gezogen wird.

Übung für den Oberkörper (Bauch) –
Für den Schul-/Vereinssport empfohlen!

#66: Vom Kopf über die Füße zum Po

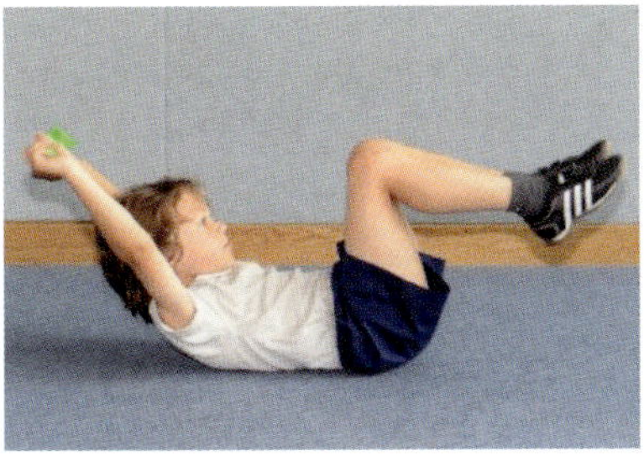

Ausgangsstellung

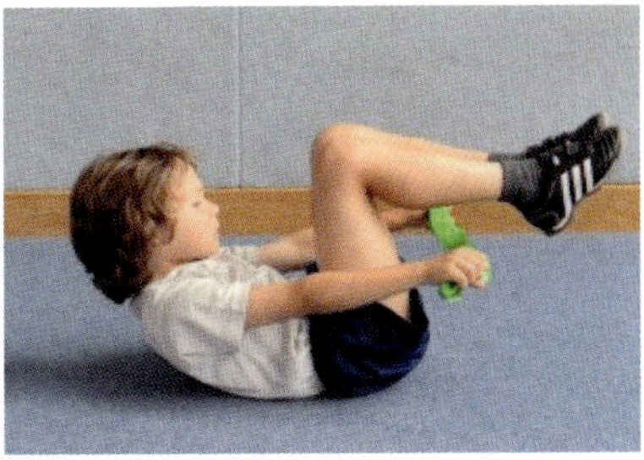

Umkehrstellung

Positionierung	• In Rückenlage die Knie und die Hüfte 90 Grad beugen. • Das schulterbreit gespannte Band über dem Kopf halten.
Ausführung	• Das Band nach vorne über die Fußspitzen bis zum Gesäß und wieder zurückführen. Dabei immer eine leichte Spannung auf dem Band halten.
Hinweise	• Alternativ kann ein mehrfach gelegtes Seil verwendet werden.
Muskeln	Gerader Bauchmuskel (m. rectus abdominis); innerer und äußerer schräger Bauchmuskel (mm. obliquii internus et externus abdominis); alle Hüftbeuger (u. a. Lendendarmbeinmuskel [m. iliopsoas]; gerader Oberschenkelmuskel [m. rectus femoris])

Übung für den Oberkörper (Bauch) – *Für den Schul-/Vereinssport empfohlen!*

#67: Abdominal rotation 2

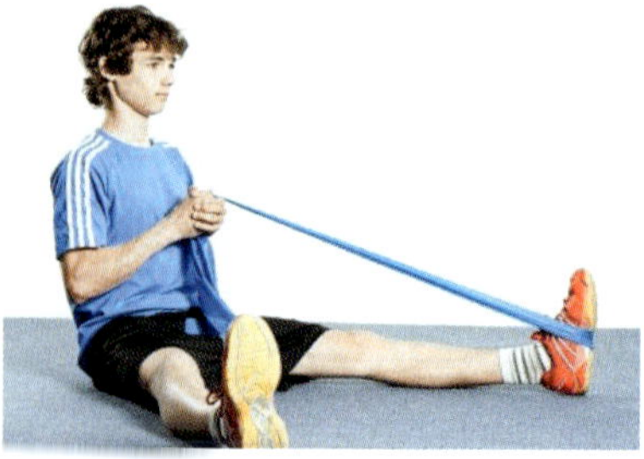

Ausgangsstellung

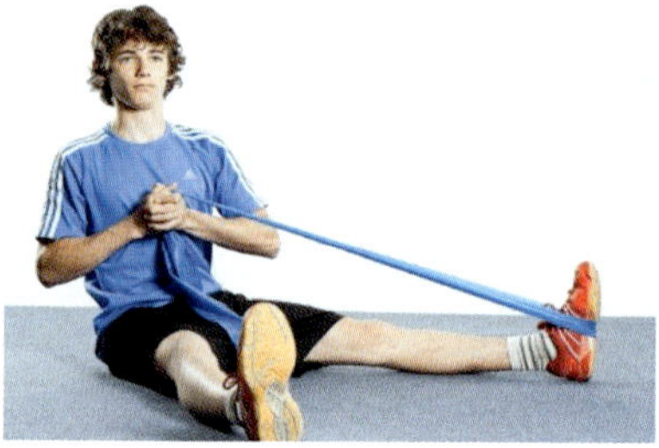

Umkehrstellung

Positionierung	• Im Langsitz mit gegrätschten Beinen und aufrechter Wirbelsäule auf dem Boden sitzen. • Die Bandmitte um einen Fuß wickeln. • Die Bandenden um die Hände wickeln. • Die gebeugten Arme vor dem Brustbein halten.
Ausführung	• Das Brustbein dreht sich vom umwickelten Fuß weg und wieder zurück.
Hinweise	• Die Intensität der Übung kann durch den Beugungsgrad der Arme variiert werden. • Bei Personen mit verkürzter hinterer Oberschenkelmuskulatur ist bei gestreckten Beinen kein gerader Rücken* möglich. Hier können die Knie leicht gebeugt werden.
Muskeln	Innerer und äußerer schräger Bauchmuskel (mm. obliquii internus et externus abdominis); gerader Bauchmuskel (m. rectus abdominis); u. a. Drehmuskeln (m. rotatores) der autochthonen Rückenmuskeln* (m. erector spinae)

Übung für den Oberkörper (Bauch) – *Für den Schul-/Vereinssport empfohlen!*

#68: Ballübergabe mit den Füßen

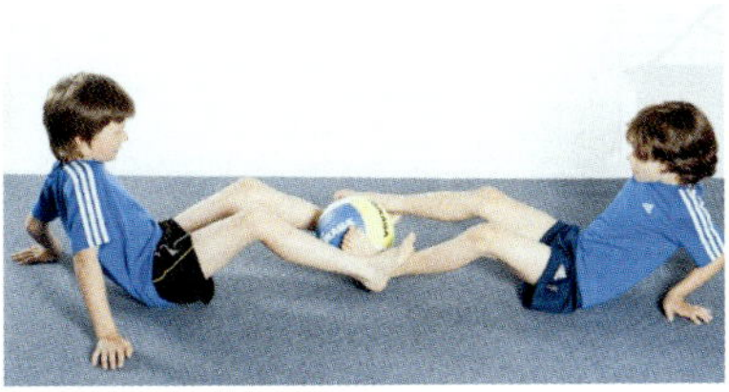

Ausgangsstellung

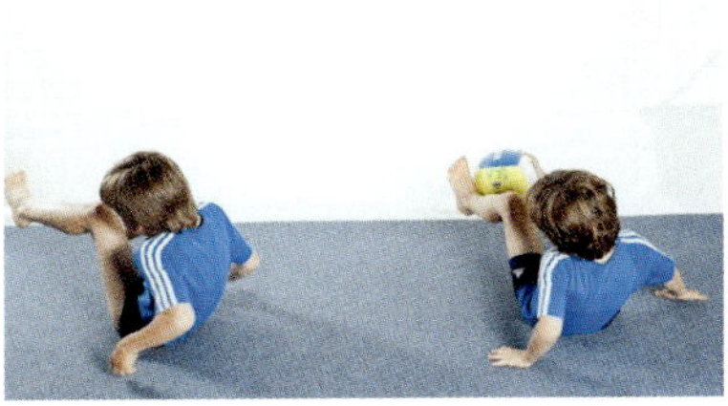

Umkehrstellung

Positionierung	• Kind A und Kind B sitzen sich am Boden gegenüber. • Die Hände in Hüfthöhe auf dem Boden abstützen und die Beine vom Boden abheben. • Kind A hält einen Ball zwischen den Füßen.
Ausführung	• Kind A übergibt den Ball an Kind B. • Beide Kinder machen eine 360-Grad-Drehung und Kind B übergibt den Ball wieder an Kind A.
Hinweise	• Die Übung kann mit Gruppen als Stafette gespielt werden (z. B. Kreisaufstellung).
Muskeln	Gerader Bauchmuskel (m. rectus abdominis); innerer und äußerer schräger Bauchmuskel (mm. obliquii internus et externus abdominis); Hüftbeugemuskulatur (u. a. Lendendarmbeinmuskel [m. iliopsoas]; gerader Oberschenkelmuskel [m. rectus femoris])

Übung für den Oberkörper (Bauch) – *Für den Schul-/Vereinssport empfohlen!*

#69: Ballübergabe mit den Händen 1

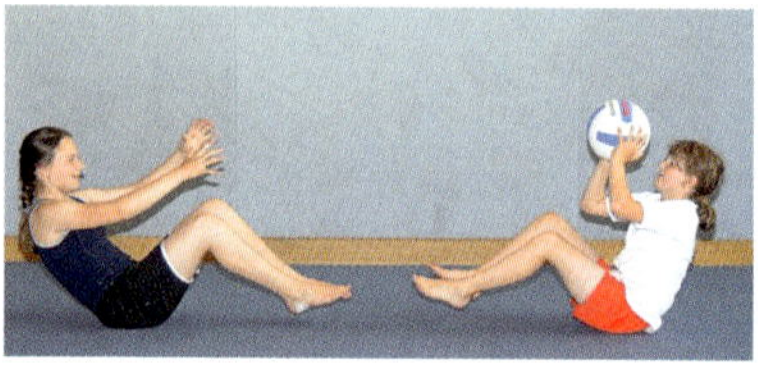

Ausgangsstellung

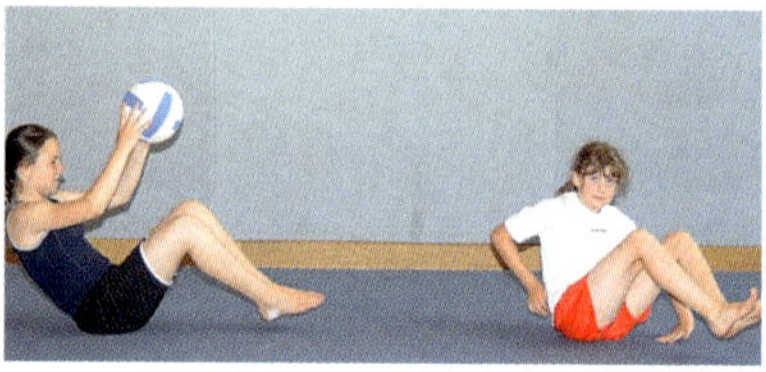

Umkehrstellung

Positionierung	• Kind A und Kind B sitzen sich am Boden gegenüber. • Die Beine vom Boden abheben. • Kind A hält einen Ball in den Händen.
Ausführung	• Kind A wirft den Ball zu Kind B und macht eine 360-Grad-Drehung. • Kind B wirft den Ball wieder zu Kind A und macht ebenfalls eine 360-Grad-Drehung.
Hinweise	• Die Übung kann mit Gruppen als Stafette gespielt werden (z. B. Kreisaufstellung). • Der Ball kann auch geprellt geworfen werden.
Muskeln	Gerader Bauchmuskel (m. rectus abdominis); innerer und äußerer schräger Bauchmuskel (mm. obliquii internus et externus abdominis); Hüftbeugemuskulatur (u. a. Lendendarmbeinmuskel [m. iliopsoas]; gerader Oberschenkelmuskel [m. rectus femoris])

Übung für den Oberkörper (Bauch) – *Für den Schul-/Vereinssport empfohlen!*

#70: Ballübergabe mit den Händen 2

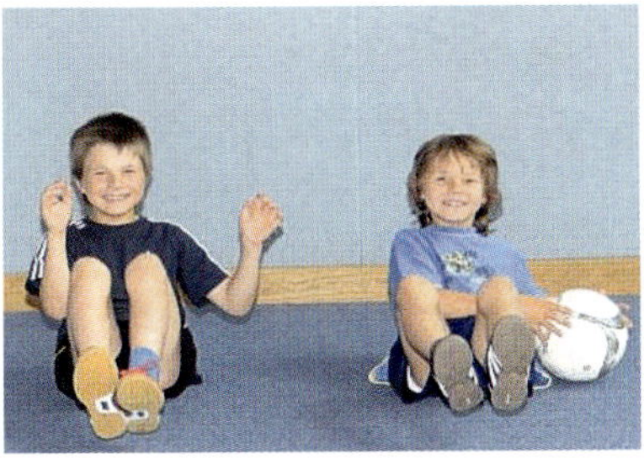

Ausgangsstellung

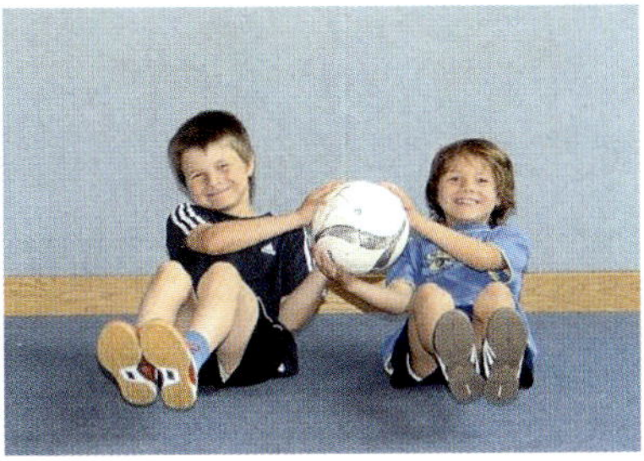

Umkehrstellung

Positionie-rung	• Kind A und Kind B sitzen nebeneinander am Boden. • Die Beine vom Boden abheben. • Kind A hält den Ball in den Händen.
Ausführung	• Kind A übergibt den Ball an Kind B. • Kind B tippt den Ball auf den Boden und gibt ihn wieder an Kind A.
Hinweise	• Die Übung kann mit Gruppen als Stafette gespielt werden (z. B. Kreisaufstellung).
Muskeln	Gerader Bauchmuskel (m. rectus abdominis); innerer und äußerer schräger Bauchmuskel (mm. obliquii internus et externus abdominis); Hüftbeugemuskulatur (u. a. Lendendarmbeinmuskel [m. iliopsoas]; gerader Oberschenkelmuskel [m. rectus femoris])

Übung für den Oberkörper (Bauch) – *Für den Schul-/Vereinssport empfohlen!*

#71: Beinheben an der Sprossenwand

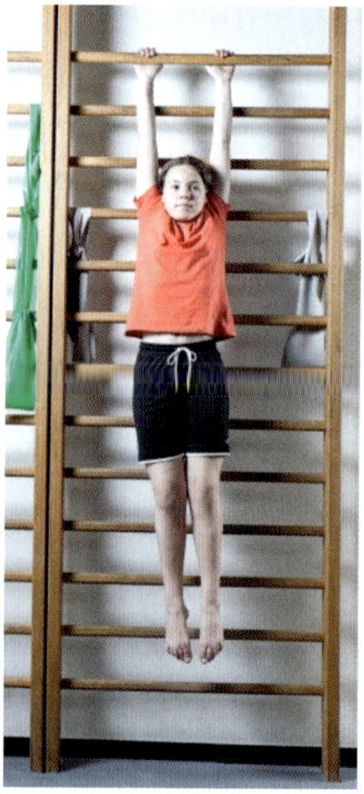

Ausgangsstellung

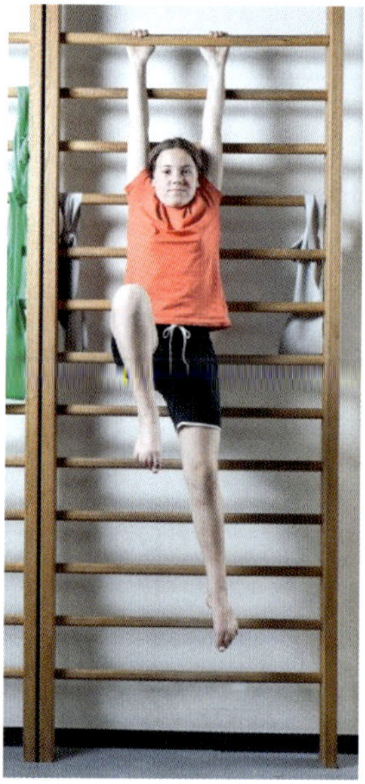

Umkehrstellung

Positionierung	• An der Sprossenwand sich rücklings mit den Händen festhalten. Die Beine haben keine Bodenberührung.
Ausführung	• Rechtes und linkes Knie abwechselnd beugen und wieder strecken.
Hinweise	• Spanne die Bauchmuskulatur an! • Beachte, dass kein Hohlkreuz entsteht!
Muskeln	Lendendarmbeinmuskel (m. iliopsoas); gerader Oberschenkelmuskel (m. rectus femoris); Schenkelbindenspanner (m. tensor fascie latae); Schneidermuskel (m. sartorius); gesamte Bauchmuskulatur (m. transversus abdominis; m. rectus abdominis; mm. obliquii internus et externus abdominis); großer Brustmuskel (m. pectoralis major); breiter Rückenmuskel (m. latissimus dorsi); großer Rundmuskel (m. teres major)
Variation	a) Grundübung mit gleichzeitigem Beugen beider Knie ausführen.

Übung für den Unterkörper (mehrgelenkig) – *Für den Schul-/Vereinssport empfohlen!*

#72: Kniebeuge 2

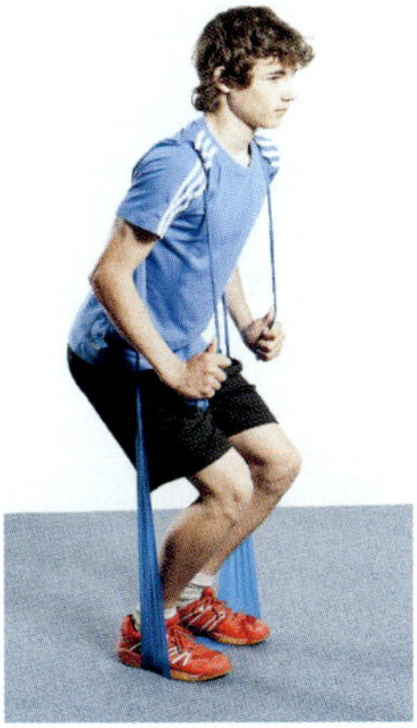

Ausgangsstellung

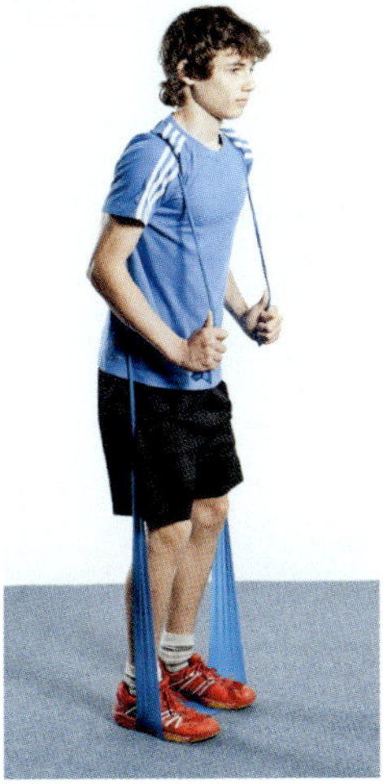

Umkehrstellung

Positionierung	• Die Füße hüftbreit und parallel zueinander aufstellen. • Die Knie und die Hüfte leicht beugen. • Die Füße stehen auf der Bandmitte. • Die Bandenden werden von hinten über die Schulter geführt und mit den Händen festgehalten.
Ausführung	• Die Knie strecken und wieder beugen.
Hinweise	• Spanne die Bauch- und Rückenmuskulatur an! • Um die Belastung zu steigern, muss das Band in der Ausgangsstellung nachgegriffen werden.
Muskeln	Großer Gesäßmuskel (m. glutaeus maximus); vierköpfiger Oberschenkelmuskel (m. quadriceps femoris); hintere Oberschenkelmuskulatur (m. ischiocrurales); großer Oberschenkelanzieher (m. adductor magnus); hintere Wadenmuskulatur (alle Plantarflexoren)

Übung für den Unterkörper (mehrgelenkig) – *Für den Schul-/Vereinssport empfohlen!*

#73: Frosch

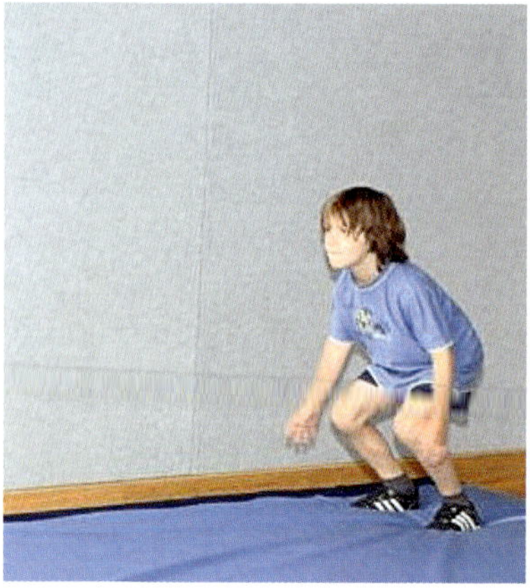

Ausgangsstellung

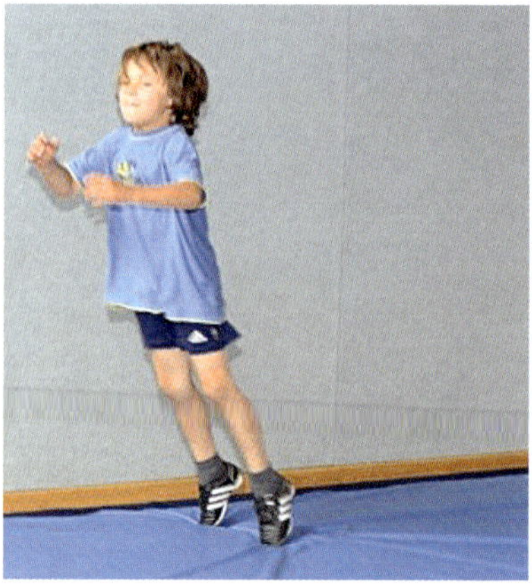

Umkehrstellung

Positionie-rung	• Die Kinder befinden sich auf der Weichbodenmatte.
Ausführung	• Die Kinder führen Froschsprünge im Kreis aus.
Hinweise	• Spanne die Bauch- und Rückenmuskulatur an! • Grundübung und alle Variationen mit der *Aufgabe:* Wie viele Runden bzw. Wiederholungen schaffen die Frösche, bevor sie müde sind?
Muskeln	Großer Gesäßmuskel (m. glutaeus maximus); vierköpfiger Oberschenkelmuskel (m. quadriceps femoris); großer Oberschenkelanzieher (m. adductor magnus); Zwillings-wadenmuskel (m. gastrocnemius); Schollenmuskel (m. soleus); kurzer und langer Wadenbeinmuskel (mm. peronei brevis et longus); hinterer Schienbeinmuskel (m. tibialis posterior)
Variation	a) Im Kreis laufen. b) Wechselsprünge mit Ausfallschritt ausführen.

Übung für den Unterkörper (eingelenkig: Hüfte) – *Für den Schul-/Vereinssport empfohlen!*

#74: Hüftbeugung

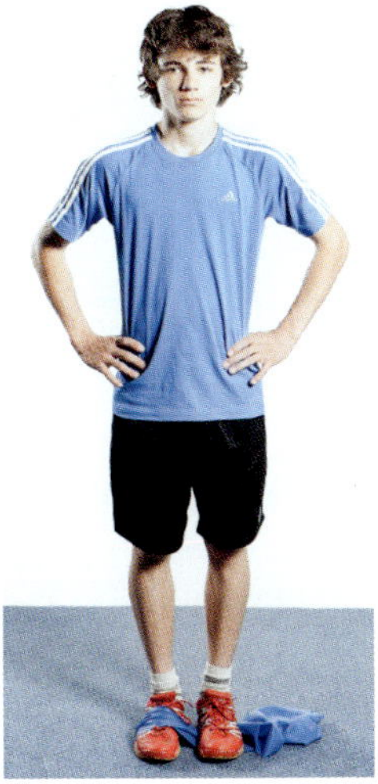

Ausgangsstellung

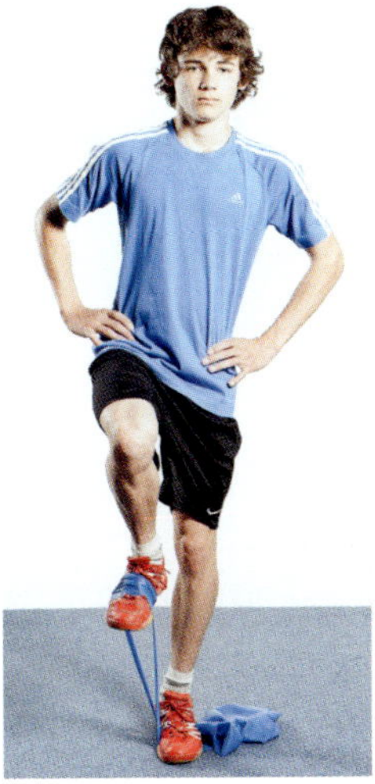

Umkehrstellung

Positionierung	• Die Füße hüftbreit und parallel zueinander aufstellen. • Die Knie und die Hüfte leicht beugen. • Die Bandmitte wird um einen Fuß gelegt. • Der andere Fuß steht auf dem Band.
Ausführung	• Das Knie nach oben auf Hüfthöhe heben und wieder senken.
Hinweise	• Spanne die Bauch- und Rückenmuskulatur an!
Muskeln	Lendendarmbeinmuskel (m. iliopsoas); gerader Oberschenkelmuskel (m. rectus femoris); Schenkelbindenspanner (m. tensor fascie latae); Schneidermuskel (m. sartorius); gesamte Bauchmuskulatur (m. transversus abdominis; m. rectus abdominis; mm. obliquii internus et externus abdominis)

Übung für den Unterkörper (eingelenkig: Hüfte) –
Für den Schul-/Vereinssport empfohlen!

#75: Hüftstreckung 2

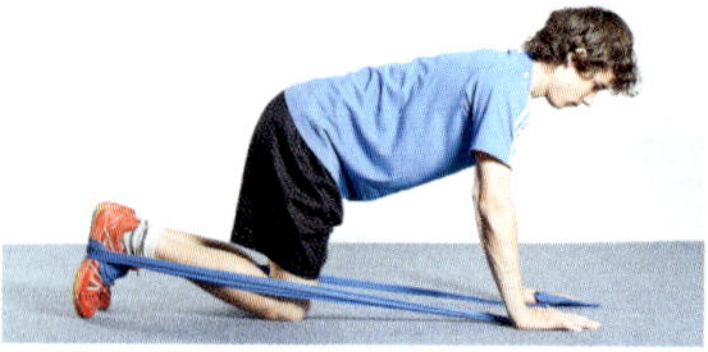

Ausgangsstellung

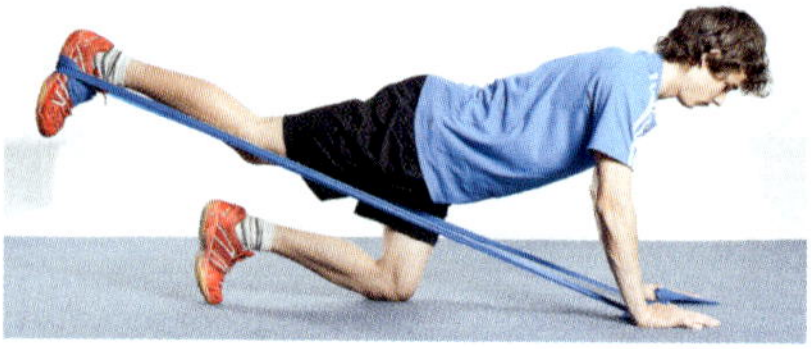

Umkehrstellung

Positionierung	• Im Vierfüßerstand die Knie in schulterbreiter Position aufstellen. • Die Bandmitte ist um den rechten Fuß gewickelt. • Die Bandenden um die Hände wickeln.
Ausführung	• Das rechte Bein nach hinten strecken und wieder beugen.
Hinweise	• Spanne die Bauch- und Rückenmuskulatur an! • Nicht mit der Hüfte nach unten absinken oder ausweichen.
Muskeln	Großer Gesäßmuskel (m. glutaeus maximus); hintere Oberschenkelmuskulatur (mm. ischiocrurales); großer Oberschenkelanzieher (m. adductor magnus)

Übung für den Unterkörper (eingelenkig: Hüfte) – *Für den Schul-/Vereinssport empfohlen!*

#76: Hüftabduktion 2

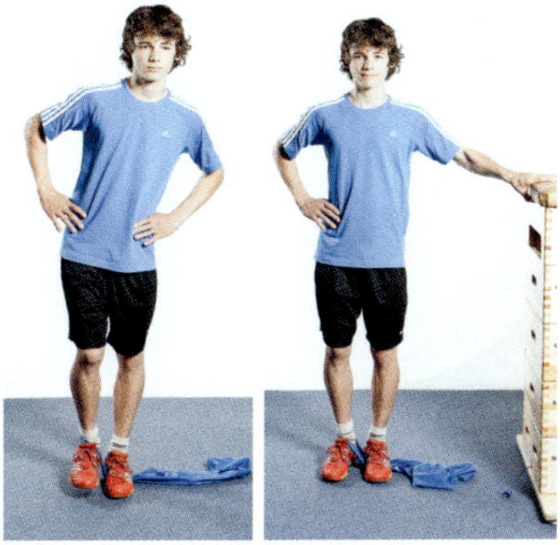

Ausgangsstellung

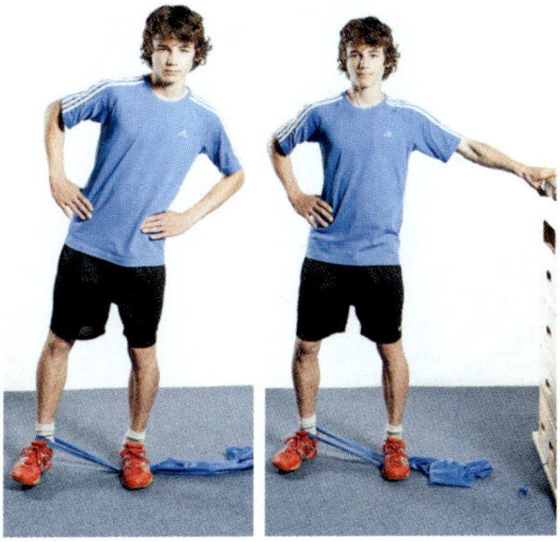

Umkehrstellung

Positionierung	• Die Füße hüftbreit und parallel zueinander aufstellen. • Die Knie und die Hüfte leicht beugen. • Die Bandmitte in Höhe des Fußgelenks um das rechte Bein wickeln. • Das linke Bein steht auf dem Band.
Ausführung	• Das rechte Bein nach außen abspreizen und wieder zurückführen.
Hinweise	• Spanne die Bauch- und Rückenmuskulatur an! • Nicht mit der Hüfte nach hinten oder vorn abkippen. • Halte dich in der stehenden Ausführung fest!
Muskeln	Mittlerer Gesäßmuskel (m. glutaeus medius); großer Gesäßmuskel (m. glutaeus maximus); kleiner Gesäßmuskel (m. glutaeus minimus); Schenkelbindenspanner (m. tensor fascie latae); birnenförmiger Muskel (m. piriformis)

Übung für den Unterkörper (eingelenkig: Knie) – *Für den Schul-/Vereinssport empfohlen!*

#77: Beinbeugung 2

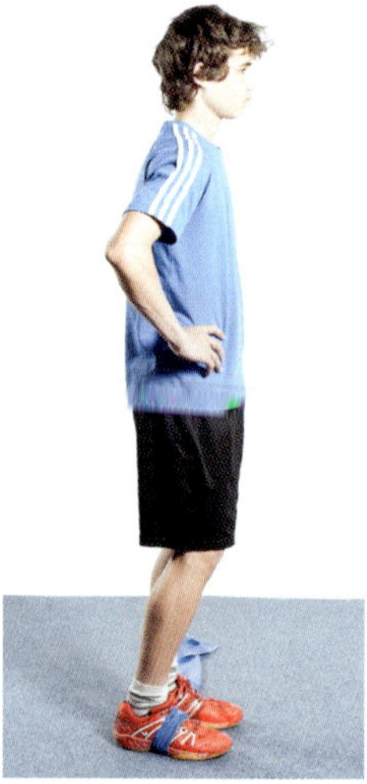

Ausgangsstellung

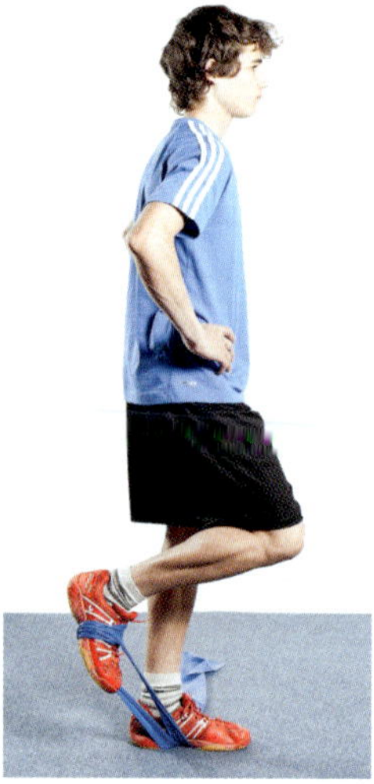

Umkehrstellung

Positionierung	• Die Füße hüftbreit und parallel zueinander aufstellen. • Die Knie und die Hüfte leicht beugen. • Die Bandmitte in Höhe des Spanns um das rechte Bein wickeln. • Das linke Bein steht auf dem Band.
Ausführung	• Das rechte Knie beugen, d. h. die Ferse zum Gesäß ziehen und wieder strecken.
Hinweise	• Spanne die Bauch- und Rückenmuskulatur an!
Muskeln	Hintere Oberschenkelmuskulatur (mm. ischiocrurales); Zwillingswadenmuskel (m. gastrocnemius)

Übung für den Unterkörper (eingelenkig: Sprunggelenk) – *Für den Schul-/Vereinssport empfohlen!*

#78: Hochzehenstand 3

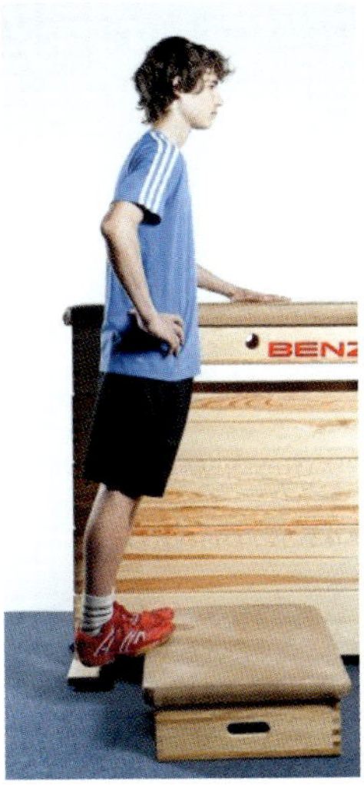

Ausgangsstellung

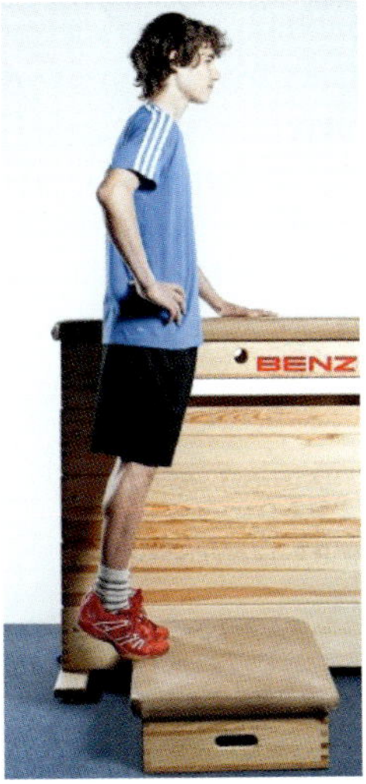

Umkehrstellung

Positionierung	• Die Füße hüftbreit und parallel zueinander aufstellen. • Mit dem Vorfuß auf einer Erhöhung (z. B. oberes Kastenteil) stehen. Die Fußspitzen zeigen nach vorn.
Ausführung	• Die Fersen senken und so hoch wie möglich heben.
Hinweise	• Spanne die Bauch- und Rückenmuskulatur an! • Halte dich in der stehenden Ausführung fest! • Alternativ kann zusätzlich das Gleichgewicht geschult werden. Halte dich hierzu nur mit den Fingerspitzen oder gar nicht fest!
Muskeln	Zwillingswadenmuskel (m. gastrocnemius); Schollenmuskel (m. soleus); kurzer und langer Wadenbeinmuskel (mm. peronei brevis et longus); hinterer Schienbeinmuskel (m. tibialis posterior); Großzehen- und Zehenbeuger (mm. flexor hallucis et digitorum longus)
Variation	a) Grundübung einbeinig ausführen. b) Grundübung mit nach außen/innen rotierten Fersen ausführen. Hierdurch wird der äußere/innere Kopf des Zwillingswadenmuskels stärker trainiert.

6.5 Übungsbeispiele für ein Krafttraining mit dem eigenen Körpergewicht

Krafttrainingsübungen unter Verwendung des eigenen Körpergewichts besitzen eine lange Tradition. Ihre weitverbreitete Anwendung ergibt sich u. a. aus der Unabhängigkeit von zusätzlichen Geräten und der damit verbundenen kostenfreien Umsetzung. Zudem können viele Personen zeitgleich trainieren. Vor diesem Hintergrund wird diese Form des Krafttrainings insbesondere im Schul- und Vereinssport eingesetzt. Nachteilig ist, dass die Gewichtslast nicht exakt dosierbar ist und somit die Steuerung der Belastungsintensität erschwert wird.

Ganzkörperübung – *Für den Schul-/Vereinssport empfohlen!*

#79: Schildkrötendrehen

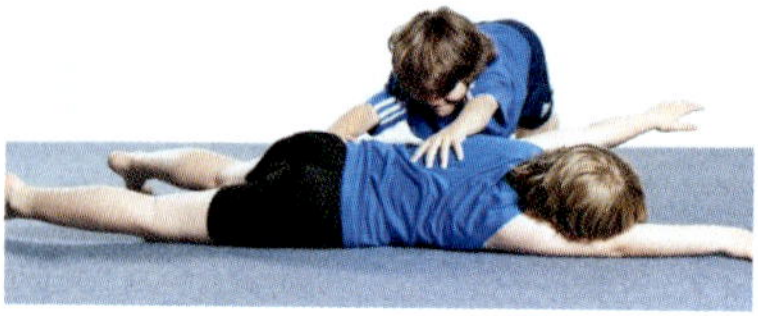

Ausgangsstellung

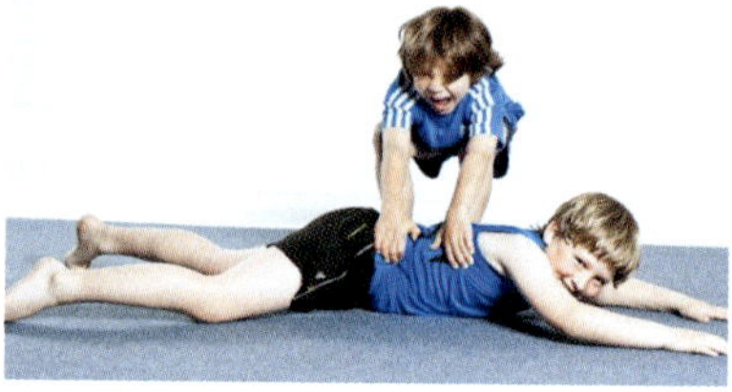

Umkehrstellung

Positionierung	• Kind A („Schildkröte") nimmt die Bauchlage oder den Vierfüßerstand ein und Kind B kniet oder steht daneben.
Ausführung	• Auf Kommando versucht Kind B die „Schildkröte" auf den Rücken zu drehen, die das zu verhindern versucht.
Hinweise	• Lege ein Abbruchzeichen fest, damit Kind A oder Kind B das Spiel beenden können!
Muskeln	Großer Brustmuskel (m. pectoralis major); breiter Rückenmuskel (m. latissimus dorsi); gerader Bauchmuskel (m. rectus abdominis); innerer und äußerer schräger Bauchmuskel (mm. obliquii internus et externus abdominis); Hüftstreckmuskulatur (u. a. großer Gesäßmuskel [m. glutaeus maximus]; vierköpfiger Oberschenkelmuskel [m. quadriceps femoris])

Ganzkörperübung – *Für den Schul-/Vereinssport empfohlen!*

#80: Linienziehen

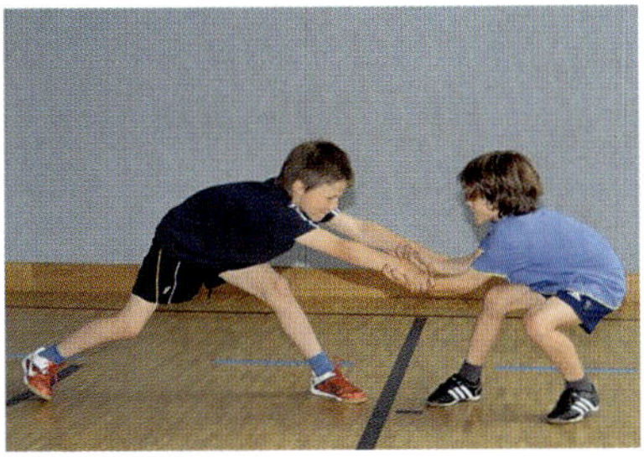

Ausgangsstellung

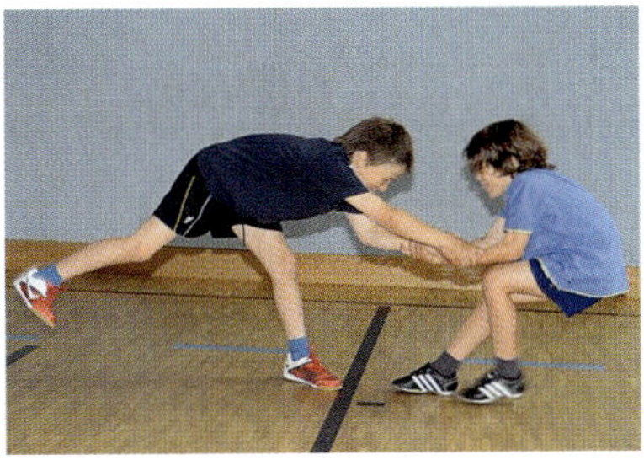

Umkehrstellung

Positionierung	• Kind A und Kind B stehen sich an einer Linie gegenüber und halten sich an den Händen.
Ausführung	• Auf Kommando versuchen beide Kinder, den jeweils anderen auf seine Seite zu ziehen. Wenn beide Füße eines Kindes die Linie überqueren, dann ist das Spiel beendet.
Hinweise	• Lege ein Abbruchzeichen fest, damit Kind A oder Kind B das Spiel beenden können!
Muskeln	Großer Brustmuskel (m. pectoralis major); breiter Rückenmuskel (m. latissimus dorsi); gerader Bauchmuskel (m. rectus abdominis); innerer und äußerer schräger Bauchmuskel (mm. obliquii internus et externus abdominis); Hüftstreckmuskulatur (u. a. großer Gesäßmuskel [m. glutaeus maximus]; vierköpfiger Oberschenkelmuskel [m. quadriceps femoris])
Variation	a) Grundübung mit Kegel ausführen. Die Kinder versuchen, den jeweils anderen so zu ziehen, dass dieser den Kegel berührt. Wenn ein Kind den Kegel berührt, ist das Spiel beendet. b) Grundübung auf einer Turnmatte ausführen. Die Kinder versuchen, den jeweils anderen von der Matte zu schieben. Wenn ein Kind die Matte verlässt, dann ist das Spiel beendet.

Ganzkörperübung – *Für den Schul-/Vereinssport empfohlen!*

#81: Rübenziehen oder Pfannkuchenräuber

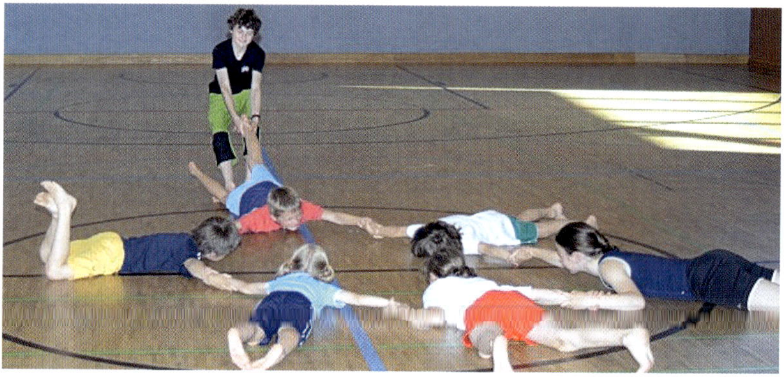

Ausgangsstellung und Verlauf

Regeln	• In einem Mittelkreis liegen 5–10 Kinder („Rüben"). Davor stehen 2–4 Kinder („Hasen") und versuchen, die „Rüben" aus der Erde zu ziehen. Hierzu müssen die „Rüben" durch die „Hasen" aus dem Kreis gezogen werden. • Die „Rüben" werden jedoch von weiteren Kindern („Bauern") bewacht, wobei es halb so viele „Bauern" wie „Hasen" gibt. • Wenn die „Bauern" einen „Hasen" beim Rübenziehen fangen, dann bleibt die „Rübe" liegen und der „Hase" wird zur „Rübe". • Wenn die „Rübe" gezogen wird, dann wird sie zum „Hasen".
Hinweise	• Das Spiel kann auch mit „Pfannkuchen" anstatt mit „Rüben" gespielt werden. Hierbei werden der Mittelkreis zur „Pfanne", die „Hasen" zu „Mäusen" und der „Bauer" zum „Koch".
Muskeln	Großer Brustmuskel (m. pectoralis major); breiter Rückenmuskel (m. latissimus dorsi); gerader Bauchmuskel (m. rectus abdominis); innerer und äußerer schräger Bauchmuskel (mm. obliquii internus et externus abdominis); Hüftstreckmuskulatur (u. a. großer Gesäßmuskel [m. glutaeus maximus]; vierköpfiger Oberschenkelmuskel [m. quadriceps femoris])

Übung für den Oberkörper (Schultergürtel und Brust) – *Für den Schul-/Vereinssport empfohlen!*

#82: Vorne – vorne, Seite – Seite, …

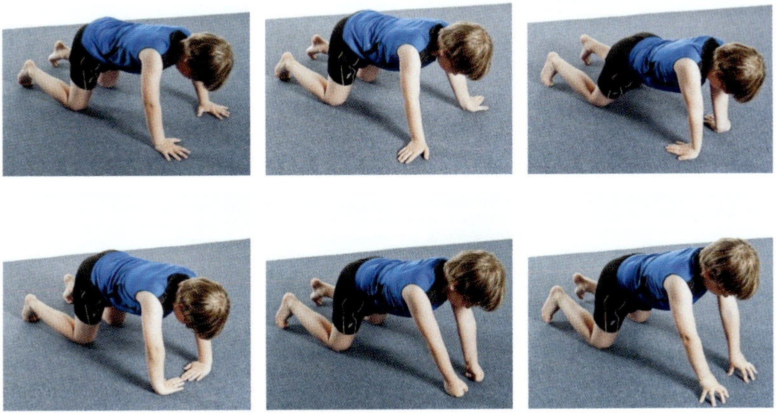

Ausgangsstellung und Verlauf (im Uhrzeigersinn)

Positionierung	• Im Vierfüßerstand die Hände unter den Schultern aufsetzen. • Die Finger zeigen nach vorn und die Ellenbogen sind leicht gebeugt. • Die Knie sind unter der Hüfte.
Ausführung	• Die Hände setzen nacheinander um: erst die rechte Hand, dann die linke Hand. • Folgender Merkspruch gibt die Zeigerichtung der Finger an: „Vorne – vorne, Seite – Seite, hinten – hinten, innen – innen, Finger – Finger, Fäuste – Fäuste.“
Hinweise	• Spanne die Bauch- und Rückenmuskulatur an! • Das Gewicht des Oberkörpers wird durch die Arme gehalten.
Muskeln	Großer Brustmuskel (m. pectoralis major); dreiköpfiger Armstrecker (m. triceps brachii); gerader Bauchmuskel (m. rectus abdominis); innerer und äußerer schräger Bauchmuskel (mm. obliquii internus et externus abdominis); Hüftbeugemuskulatur (u. a. Lendendarmbeinmuskel [m. iliopsoas]; gerader Oberschenkelmuskel [m. rectus femoris])

Übung für den Oberkörper (Schultergürtel, Brust und Bauch) – *Für den Schul-/Vereinssport empfohlen!*

#83: Liegestütz

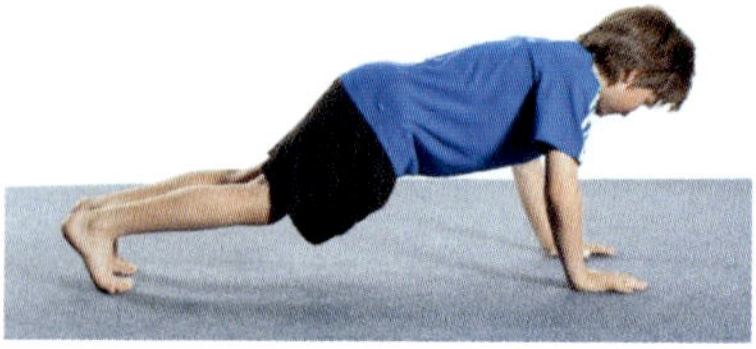

Ausgangsstellung

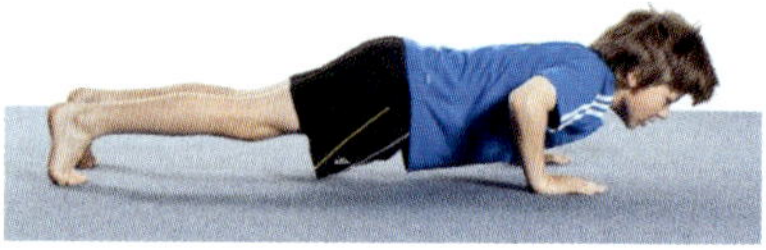

Umkehrstellung

Positionie-rung	• Die Liegestützposition einnehmen. Die Hände unter den Schultern eng oder breit aufsetzen. • Bei natürlicher Haltung der Wirbelsäule, Hüfte und Knie leicht beugen. • Die Füße hüftbreit aufsetzen.
Ausführung	• Die Arme beugen und wieder strecken.
Hinweise	• Bei Übungsausführung mit eng/breit aufgesetzten Händen wird der dreiköpfige Armstrecker/große Brustmuskel stärker trainiert. • Spanne die Gesäßmuskulatur an! • Führe keine vollständige Streckung der Ellenbogen aus!
Muskeln	Großer Brustmuskel (m. pectoralis major); dreiköpfiger Armstrecker (m. triceps brachii); gerader Bauchmuskel (m. rectus abdominis); innerer und äußerer schräger Bauchmuskel (mm. obliquii internus et externus abdominis); Hüftbeugemuskulatur (u. a. Lendendarmbeinmuskel [m. iliopsoas]; gerader Oberschenkelmuskel [m. rectus femoris])
Variation	a) Grundübung mit einbeiniger Ausführung unter Beibehaltung der symmetrischen Hüftposition. Hierdurch wird die Hüft- und Rumpfmuskulatur stärker trainiert.

Übung für den Oberkörper (Schultergürtel, Brust und Bauch) – *Für den Schul-/Vereinssport empfohlen!*

#84: Liegestütz zur Begrüßung

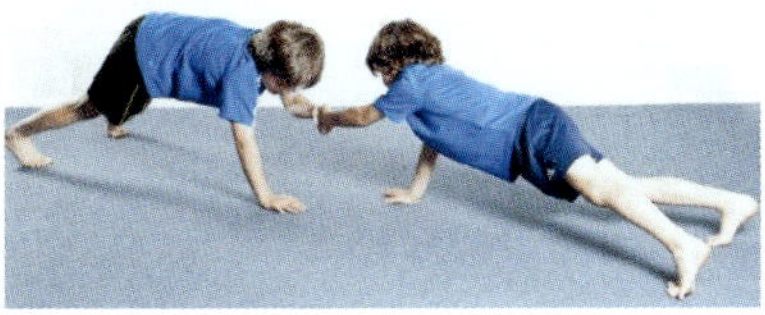

Ausgangsstellung

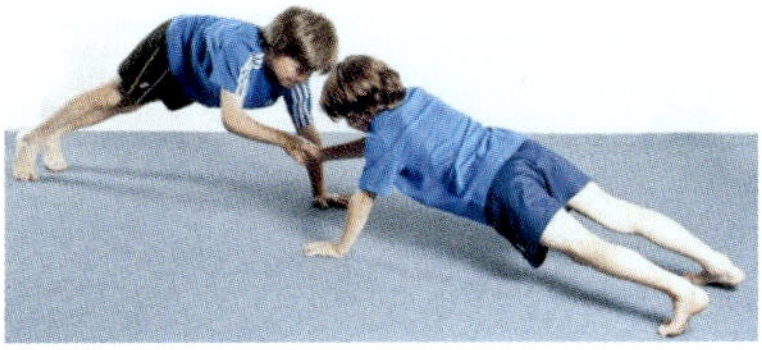

Umkehrstellung

Positionierung	• Zwei Kinder befinden sich in der Liegestützposition gegenüber.
Ausführung	• Zur Begrüßung sich abwechselnd die linke und rechte Hand geben.
Hinweise	• Führe keine vollständige Streckung der Ellenbogen aus! • Beachte, dass kein Hohlkreuz entsteht! • Mit Anfängern die Übungen nicht zu lange durchführen (max. 10–15 Sekunden).
Muskeln	Großer Brustmuskel (m. pectoralis major); dreiköpfiger Armstrecker (m. triceps brachii); gerader Bauchmuskel (m. rectus abdominis); innerer und äußerer schräger Bauchmuskel (mm. obliquii internus et externus abdominis); Hüftbeugemuskulatur (u. a. Lendendarmbeinmuskel [m. iliopsoas]; gerader Oberschenkelmuskel [m. rectus femoris])
Variation	a) Sich einen Ball mit den Händen zu spielen. b) Die Kinder versuchen, sich gegenseitig auf den Handrücken zu schlagen. *Aufgabe:* Wer erzielt zuerst fünf Treffer?

Übung für den Oberkörper (Schultergürtel, Brust und Bauch) – *Für den Schul-/Vereinssport empfohlen!*

#85: Salamander

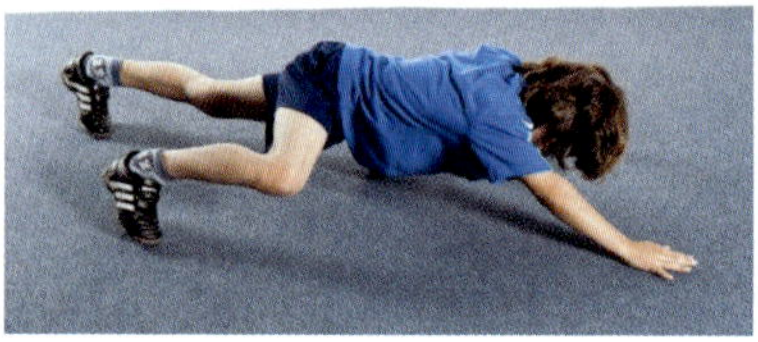

Ausgangsstellung

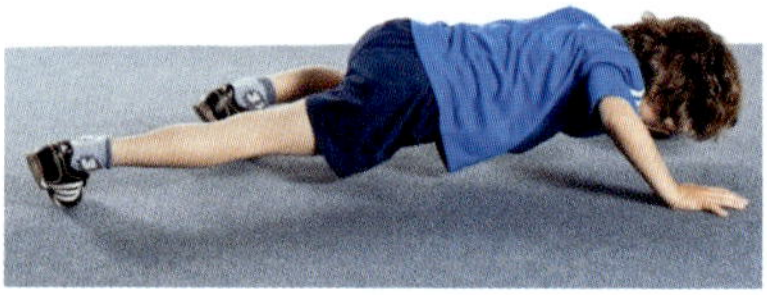

Umkehrstellung

Positionie-rung	• Die tiefe Liegestützposition einnehmen.
Ausführung	• Wie ein Salamander eine beliebige Strecke zurücklegen, ohne Veränderung des Abstandes zwischen Brustbein und Boden.
Hinweise	• Spanne die Bauchmuskulatur an! • Anfänger können das Gesäß höher halten und kürzere Strecken absolvieren.
Muskeln	Großer Brustmuskel (m. pectoralis major); dreiköpfiger Armstrecker (m. triceps brachii); gerader Bauchmuskel (m. rectus abdominis); innerer und äußerer schräger Bauchmuskel (mm. obliquii internus et externus abdominis); Hüftbeugemuskulatur (u. a. Lendendarmbeinmuskel [m. iliopsoas]; gerader Oberschenkelmuskel [m. rectus femoris])

Übung für den Oberkörper (Schultergürtel und Rücken) – *Für den Schul-/Vereinssport empfohlen!*

#86: In Bauchlage klatschen

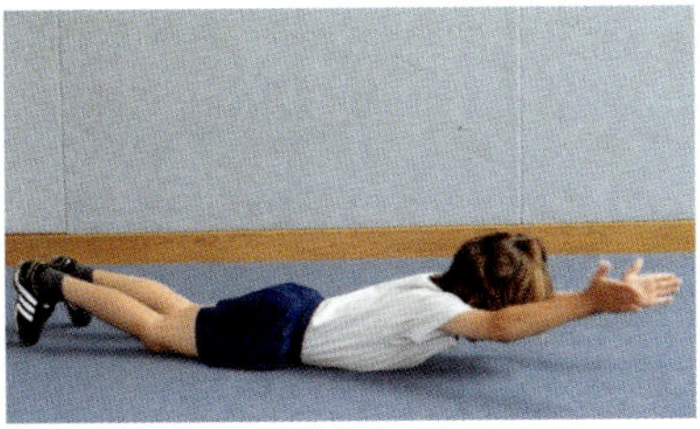

Ausgangsstellung

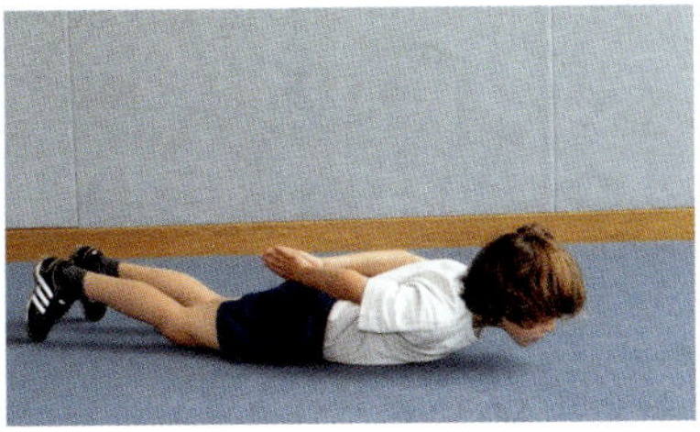

Umkehrstellung

Positionierung	• In Bauchlage den Oberkörper leicht vom Boden abheben. • Die Knie und die Füße leicht in den Boden drücken. • Den Kopf in Verlängerung der Wirbelsäule halten und den Blick zum Boden richten.
Ausführung	• Abwechselnd vor dem Kopf und hinter dem Rücken in die Hände klatschen.
Hinweise	• Die Wirbelsäule in die Länge ziehen, d. h. den Kopf möglichst „hoch tragen". • Die Schultern locker lassen.
Muskeln	Wirbelsäulenaufrichter (m. erector spinae); Kapuzenmuskel, mittlerer Anteil (m. trapezius pars transversa); breiter Rückenmuskel (m. latissimus dorsi); großer Rundmuskel (m. teres major); dreiköpfiger Armmuskel (m. triceps brachii); Deltamuskel, hinterer Anteil (m. deltoideus pars spinalis); großer Brustmuskel (m. pectoralis major)
Variation	Ein geknotetes Seil oder ein Kirschkernsäckchen vor dem Kopf und hinter dem Rücken von der rechten in die linke Hand usw. übergeben.

Übung für den Oberkörper (Rumpf) – *Für den Schul-/Vereinssport empfohlen!*

#87: Seitstütz

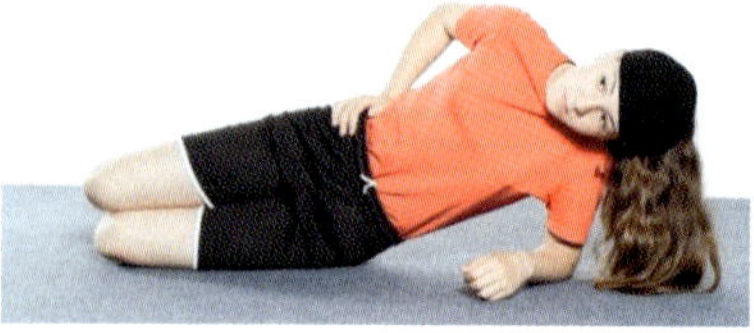

Ausgangsstellung

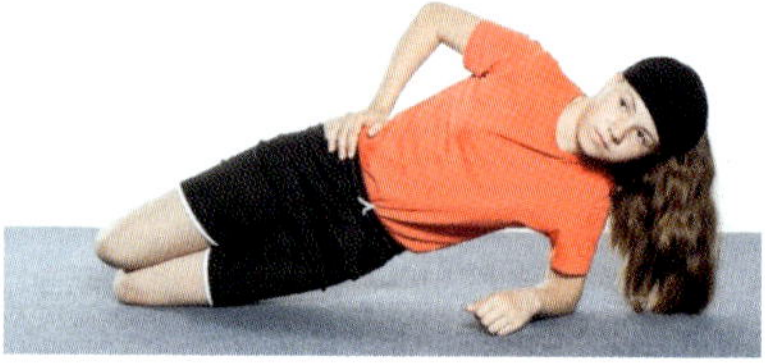

Umkehrstellung

Positionierung	• In Seitlage den Ellenbogen unter der Schulter positionieren. Der Unterarm zeigt vom Körper weg. • Die Knie 90 Grad beugen. • Der Oberkörper und die Oberschenkelvorderseite bilden eine Linie.
Ausführung	• Das Becken vom Boden heben bis Rumpf und Oberschenkel eine Linie bilden.
Hinweise	• Vermeide ein Kippen der Hüfte nach hinten!
Muskeln	Mittlerer Gesäßmuskel (m. glutaeus medius); großer Gesäßmuskel (m. glutaeus maximus); kleiner Gesäßmuskel (m. glutaeus minimus); Schenkelbindenspanner (m. tensor fascie latae); birnenförmiger Muskel (m. piriformis); innerer und äußerer schräger Bauchmuskel (mm. obliquii internus et externus abdominis); autochthone Rückenmuskeln* (m. erector spinae) der gleichen Seite; vorderer Sägemuskel (m. serratus anterior)
Variation	a) Das obere Bein abspreizen und die Grundübung ausführen. b) Grundübung mit gestreckten Beinen ausführen.

Übung für den Oberkörper (Rumpf) – *Für den Schul-/Vereinssport empfohlen!*

#88: Vor-/Rückrollen

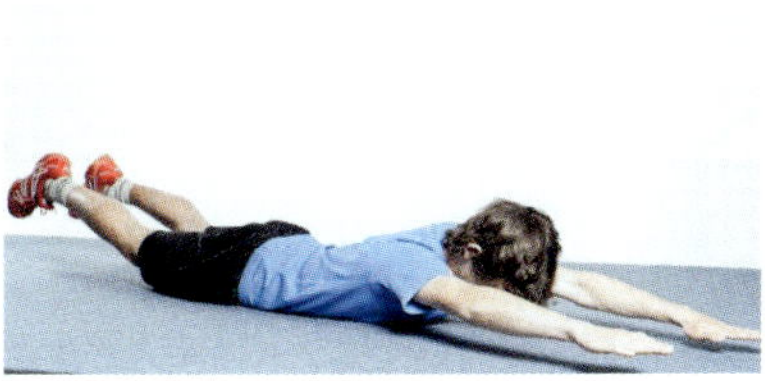

Ausgangsstellung

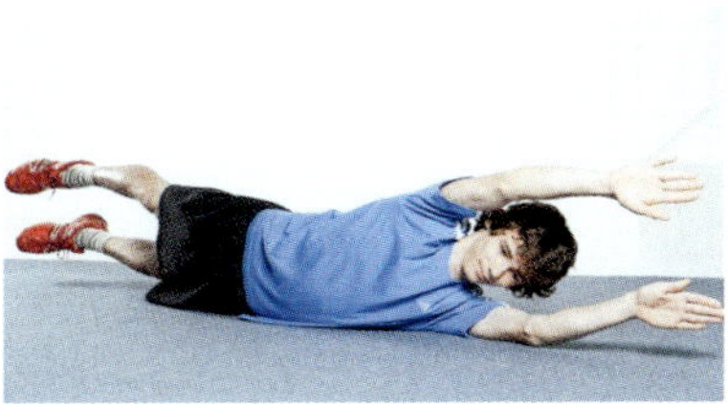

Umkehrstellung

Positionierung	• In Bauchlage die Arme nach vorn strecken. • Die Arme und Beine vom Boden abheben. • Den Kopf in Verlängerung der Wirbelsäule halten und den Blick zum Boden richten.
Ausführung	• Durch eine Drehbewegung (eingeleitet durch Arme und Oberkörper) in die Seitlage und wieder zurückrollen.
Hinweise	• Beachte, dass kein Hohlkreuz entsteht!
Muskeln	Innerer und äußerer schräger Bauchmuskel (mm. obliquii internus et externus abdominis); autochthone Rückenmuskeln* (m. erector spinae); Hüftstreckmuskulatur (u. a. grosser Gesäßmuskel [m. glutaeus maximus]); Hüftbeugemuskulatur (u. a. Lendendarmbeinmuskel [m. iliopsoas]; gerader Oberschenkelmuskel [m. rectus femoris])
Variation	a) Aus der Seit- in die Rückenlage und wieder zurückrollen.

Übung für den Oberkörper (Bauch) – *Für den Schul-/Vereinssport empfohlen!*

#89: Crunches 2

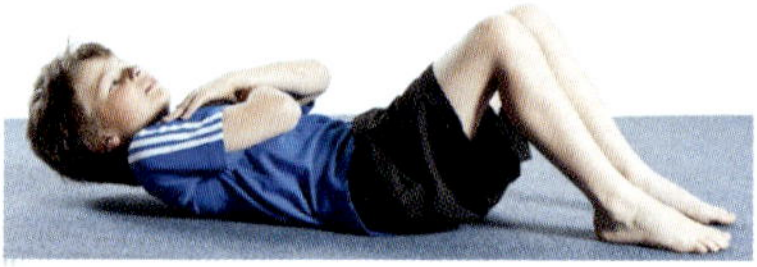

Ausgangsstellung

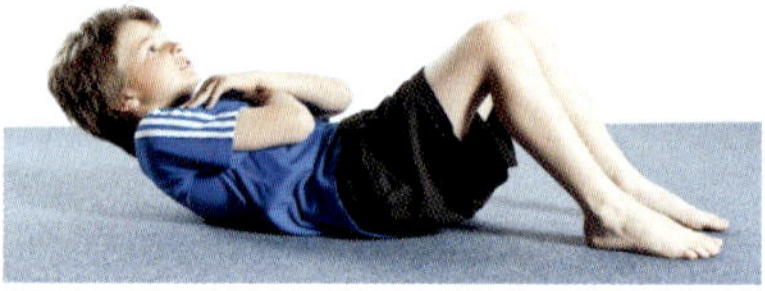

Umkehrstellung

Positionierung	• In Rückenlage die Knie ca. 90 Grad beugen und den Kopf leicht anheben. • Die Arme vor der Brust verschränken.
Ausführung	• Der Oberkörper rollt nach oben, sodass sich die Rippen dem Beckenkamm annähern. • Den Oberkörper bis maximal 40 Grad vom Boden abheben. Die Schulterblätter berühren noch leicht den Boden.
Hinweise	• Die Wirbelsäule vor dem Aufrollen lang machen. • Beachte, dass kein Hohlkreuz entsteht! • Je näher die Fersen am Gesäß sind, umso stärker werden die Bauchmuskeln trainiert. • Bei zusätzlicher Rotation des Oberkörpers werden die schrägen Bauchmuskeln stärker trainiert.
Muskeln	Gerader Bauchmuskel (m. rectus abdominis); innerer und äußerer schräger Bauchmuskel (mm. obliquii internus et externus abdominis); Hüftbeugemuskulatur (u. a. Lendendarmbeinmuskel [m. iliopsoas]; gerader Oberschenkelmuskel [m. rectus femoris])
Variation	a) Beim Aufrollen dreht die rechte Schulter zum linken Knie und umgekehrt. b) Grundübung ausführen, wobei die Beine auf einer Unterlage (z. B. Kasten oder Bank) abgelegt sind.

Übung für den Oberkörper (Bauch) – *Für den Schul-/Vereinssport empfohlen!*

#90: Schiffchen

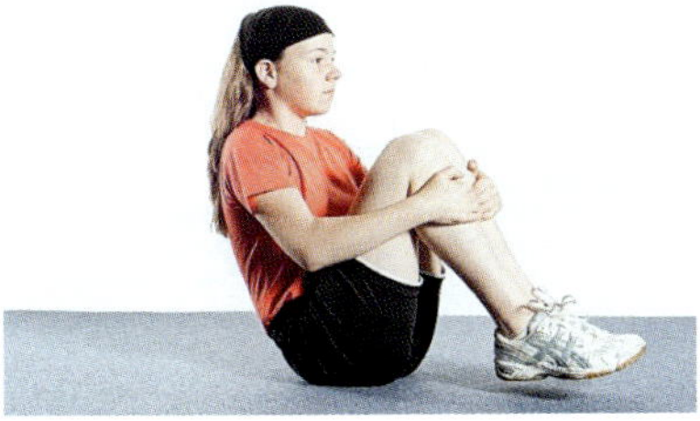

Ausgangsstellung

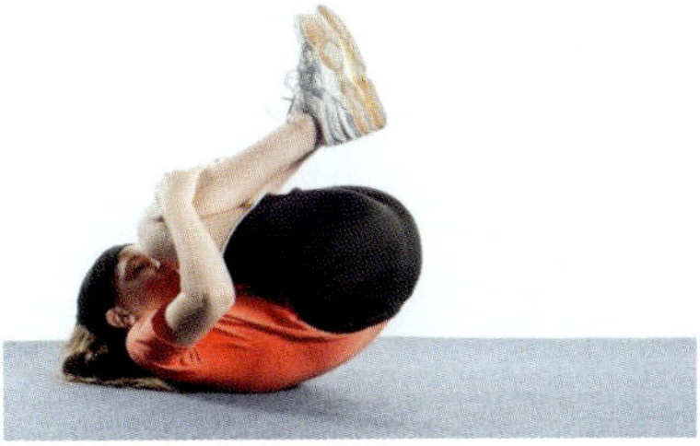

Umkehrstellung

Positionie-rung	• Im Sitzen die Knie mit den Händen zur Brust ziehen und die Füße vom Boden abheben. • Den Rücken rund machen.
Ausführung	• Auf dem Rücken vom Kreuzbein zu den Schulterblättern und wieder zurückrollen.
Hinweise	• Eine Gymnastikmatte vermindert den Druck auf die Wirbelsäule. • Spanne die Bauchmuskulatur an! • Beachte, dass kein Hohlkreuz entsteht!
Muskeln	Gerader Bauchmuskel (m. rectus abdominis); innerer und äußerer schräger Bauchmuskel (mm. obliquii internus et externus abdominis); Hüftbeugemuskulatur (u. a. Lendendarmbeinmuskel [m. iliopsoas]; gerader Oberschenkelmuskel [m. rectus femoris])
Variation	a) Grundübung mit über den Kopf gestreckten Armen ausführen. Zusätzlich ein Bein strecken. Wechsle das gestreckte Bein nach jedem oder nach mehrmaligem Zurückrollen! b) Grundübung ausführen, wobei beide Arme und beide Beine gestreckt sind.

Übung für den Oberkörper (Rücken) – *Für den Schul-/Vereinssport empfohlen!*

#91: Stütz rücklings

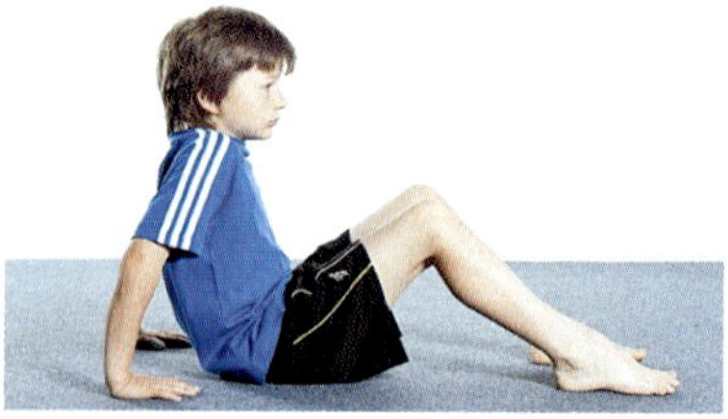

Ausgangsstellung

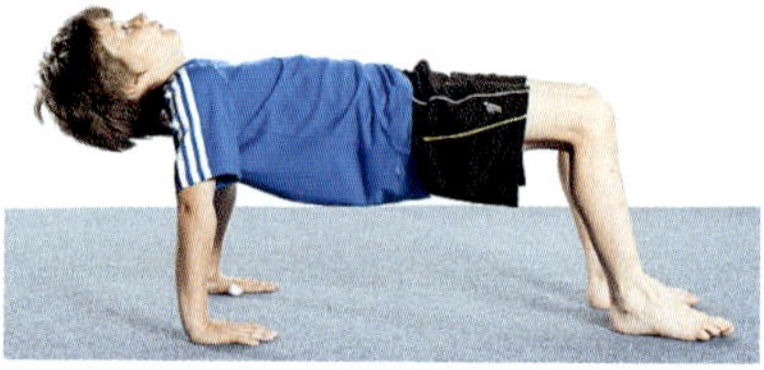

Umkehrstellung

Positionierung	• Im Sitzen die Hände neben der Hüfte aufsetzen. • Die Knie ca. 90 Grad beugen.
Ausführung	• Die Hüfte bis auf Kniehöhe vom Boden abheben.
Hinweise	• Die Übung eignet sich zum Aufwärmen und kann mehrmals durchgeführt werden.
Muskeln	Autochthone Rückenmuskeln* (m. erector spinae); breiter Rückenmuskel (m. latissimus dorsi); großer Gesäßmuskel (m. glutaeus maximus); dreiköpfiger Armstrecker (m. triceps brachii); vorderer Sägemuskel (m. serratus anterior); Kapuzenmuskel, aufsteigender Anteil (m. trapezius pars ascendens)
Variation	a) In der Umkehrstellung die Beine abwechselnd strecken. b) Grundübung mit gestreckten Beinen ausführen.

Übung für den Unterkörper (mehrgelenkig) – *Für den Schul-/Vereinssport empfohlen!*

#92: Kniebeuge 3

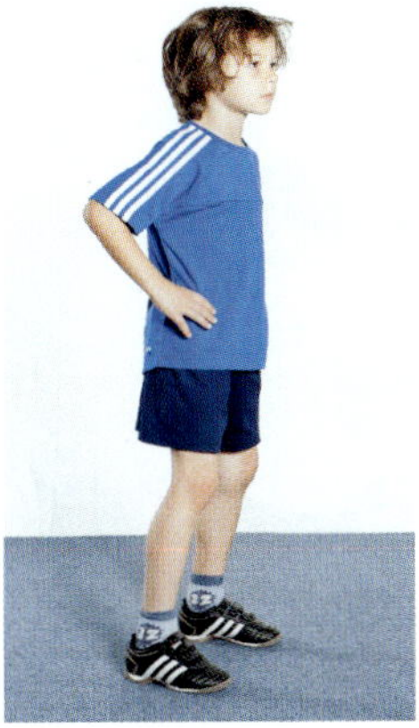

Ausgangsstellung

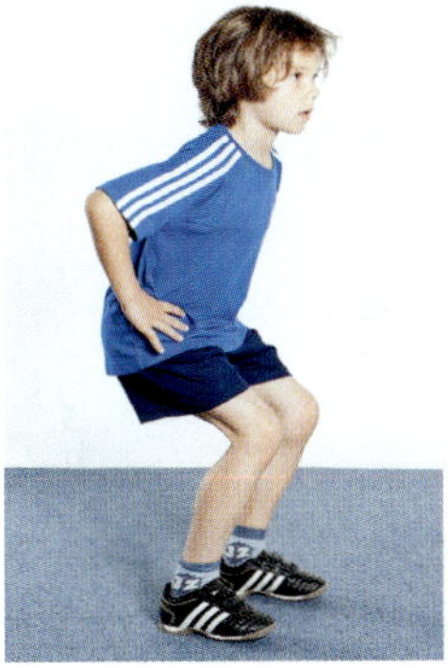

Umkehrstellung

Positionierung	• Die Füße hüftbreit und parallel zueinander aufstellen. • Die Knie leicht beugen und die Hände in der Hüfte fixieren. • Während der gesamten Übungsausführung einen Punkt im Abstand von 4–5 m vor den Füßen fixieren.
Ausführung	• Mit geradem Rücken*, Knie und Hüfte bis zu einem Kniewinkel von maximal 90 Grad beugen und wieder strecken.
Hinweise	• Spanne die Bauchmuskulatur an! • Durch eine Erhöhung der Fersen (z. B. Hantelscheibe) kann die Standstabilität verbessert werden. • Beachte, dass die Knie nur bis maximal zur Fußspitze nach vorn geschoben werden!
Muskeln	Großer Gesäßmuskel (m. glutaeus maximus); vierköpfiger Oberschenkelmuskel (m. quadriceps femoris); großer Oberschenkelanzieher (m. adductor magnus); hintere Wadenbeinmuskulatur (alle Plantarflexoren)

Übung für den Unterkörper (mehrgelenkig) – *Für den Schul-/Vereinssport empfohlen!*

#93: Ausfallschritt 2

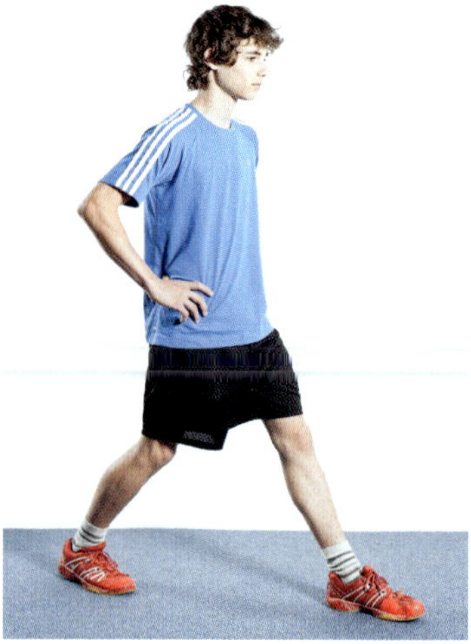

Ausgangsstellung

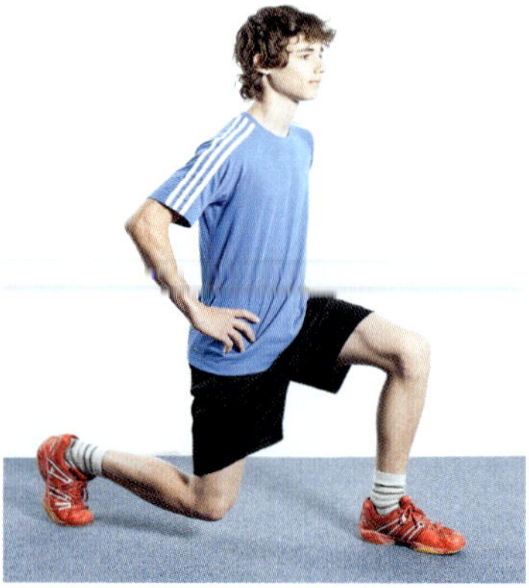

Umkehrstellung

Positionierung	• In breiter Schrittstellung aufrecht stehen. • Die Füße hüftbreit und parallel zueinander aufstellen. • Hände in der Hüfte einstützen. • Während der gesamten Übungsausführung einen Punkt an der Wand fixieren.
Ausführung	• Beide Knie beugen, um den Körper bei geradem Rücken* abzusenken, bis das Knie des hinteren Beines fast den Boden berührt (faustbreit über dem Boden) und wieder zurück.
Hinweise	• Spanne die Bauch- und Rückenmuskulatur an! • Das vordere Knie bleibt während der gesamten Bewegungsausführung über dem Fuß. • Durch eine kleine/große Schrittweite werden die Knie-/Hüftstrecker stärker trainiert.
Muskeln	Vierköpfiger Oberschenkelmuskel (m. quadriceps femoris); großer Gesäßmuskel (m. glutaeus maximus); großer Oberschenkelanzieher (m. adductor magnus); hintere Oberschenkelmuskulatur (m. ischiocrurales); hintere Wadenbeinmuskulatur (alle Plantarflexoren)

Übung für den Unterkörper (eingelenkig: Hüfte) – *Für den Schul-/Vereinssport empfohlen!*

#94: Hüftabduktion 3

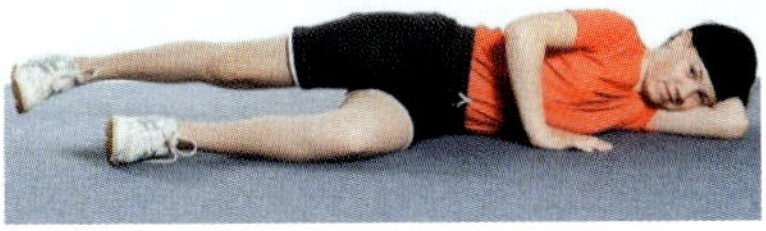

Ausgangsstellung

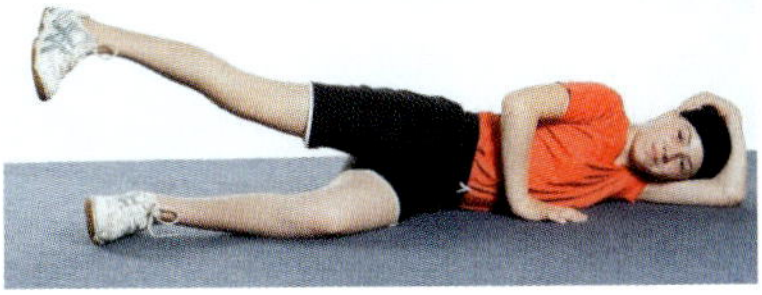

Umkehrstellung

Positionierung	• In Seitlage den Kopf auf dem Arm ablegen. • Die Knie und die Hüfte des unteren Beines 90 Grad beugen. • Das obere Bein in Verlängerung des Oberkörpers strecken. Die Fußspitze zeigt zum Boden und die Ferse nach oben.
Ausführung	• Das obere Bein heben und senken. Die Ferse geht der Bewegung voran.
Hinweise	• Spanne die Bauch- und Rückenmuskulatur an! • Die Position des unteren Beines stabilisiert die Seitlage. • Führt nicht die Ferse, sondern die Fußspitze die Bewegung an, dann liegt die Muskelarbeit bei den Hüftbeugern.
Muskeln	Mittlerer Gesäßmuskel (m. glutaeus medius); großer Gesäßmuskel (m. glutaeus maximus); kleiner Gesäßmuskel (m. glutaeus minimus); Schenkelbindenspanner (m. tensor fascie latae); birnenförmiger Muskel (m. piriformis)
Variation	a) In der Umkehrstellung verharren. b) Die Knie und die Hüfte des unteren Beines 90 Grad beugen und wieder strecken. Die Fußspitze zeigt zum Boden und die Ferse nach oben.

6.6 Übungsbeispiele für ein Sprungkrafttraining

Sprungkrafttraining: gut für Schul-, Vereins- und Leistungssport

Im Rahmen des Sprungkrafttrainings wird in der Regel mit dem eigenen Körpergewichts trainiert, ohne dass zusätzliche Geräte verwendet werden. Hierbei kommen vor allem Übungen wie Hüpfen, Springen und Skipping (sog. Kniehebelauf) zum Einsatz. Diese eignen sich wiederum besonders für den Schul- und Vereinssport. Die Sprungkraftübungen sollten zu Beginn des Trainings mit geringer und im weiteren Verlauf mit hoher Bewegungsgeschwindigkeit ausgeführt werden. Auf die Beschreibung von Übungen mit Nieder- oder Tiefsprüngen aus der Höhe wird verzichtet, da sie bei falscher Ausführung ein gesundheitliches Risikopotenzial aufweisen können.

Am Anfang des Sprungkrafttrainings steht die Beachtung der richtigen Bewegungstechnik im Vordergrund. Hierzu zählen vor allem die Vermeidung eines Einknickens der beiden Knie nach innen (d. h. X-Beinstellung oder Valgusstellung) sowie ein Durchschlagen der Fersen auf den Boden bei der Landung.

Im Gegensatz zu den vorangegangenen Übungsbeschreibungen erfolgt in den Beispielen für das Sprungkrafttraining keine übungsspezifische Nennung der beteiligten Muskeln. An allen nachfolgend ausgewiesenen Übungen sind die gleichen Muskeln beteiligt. Grundsätzlich wird hierbei in Muskeln zur Durchführung der Zielbewegung und in Muskeln zur Stabilisation unterschieden.

Zu den Muskeln zur Durchführung der Zielbewegung gehören: großer Gesäßmuskel (m. glutaeus maximus), vierköpfiger Oberschenkelmuskel (m. quadriceps femoris); hintere Oberschenkelmuskulatur (m. ischiocrurales), hintere Wadenmuskulatur (alle Plantarflexoren), abspreizende und heranziehende Muskulatur der Hüfte (Ab- und Adduktoren, u. a. m. glutaeus medius, m. adductor magnus).

Zu den Muskeln zur Stabilisation zählen: Bauchmuskulatur (m. transversus abdominis, mm. obliquii internus et externus abdominis, m. rectus abdominis), Wirbelsäulenstrecker (m. erector spinae) und Fußheber (u. a. vorderer Schienbeinmuskel [m. tibialis anterior]).

Übung für den Unterkörper (mehrgelenkig) –
Für den Schul-/Vereinssport empfohlen!

#95: Springen in Schrittstellung

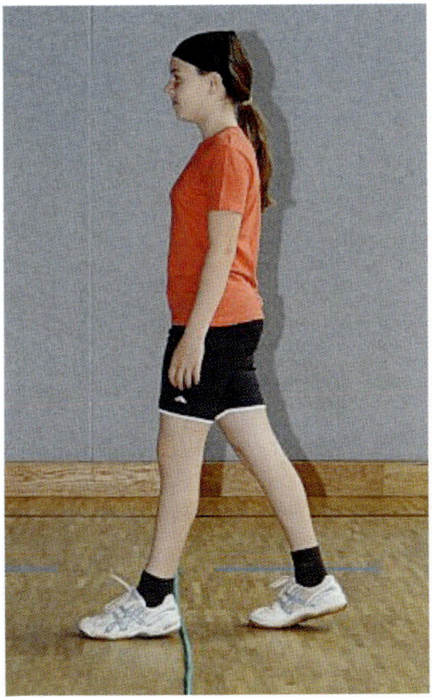

Ausgangsstellung

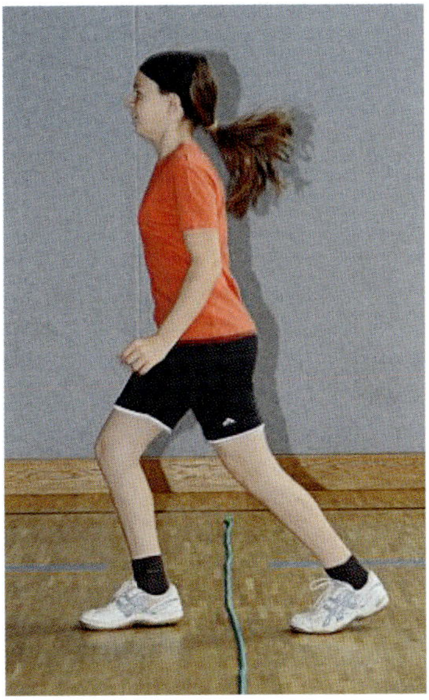

Umkehrstellung

Positionierung	• Schrittstellung im Zehenstand (d. h. Druck auf den Fußballen) einnehmen. • Die Füße hüftbreit und quer zum Seil ausrichten (d. h. linkes Bein vor und rechtes Bein hinter dem Seil).
Ausführung	• Auf der Stelle federnd springen und dabei das rechte und linke Bein alternierend vorn/hinten aufsetzen.
Hinweise	• Führe die Übung fortlaufend (mit einem Wechsel des Absprungbeines) aus!
Variation	a) Grundübung mit gleichzeitiger Seitwärtsbewegung zum rechten bzw. linken Seilende und wieder zurück. b) Die Füße hüftbreit und parallel zum Seil ausrichten. Alternierend vom rechten auf das linke Bein springen und dabei zum Seilanfang/-ende und wieder zurück bewegen.

Übung für den Unterkörper (mehrgelenkig) –
Für den Schul-/Vereinssport empfohlen!

#96: Hampelmann

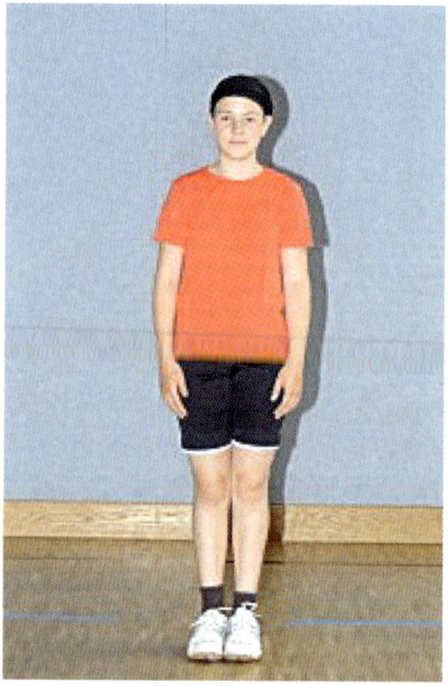

Ausgangsstellung

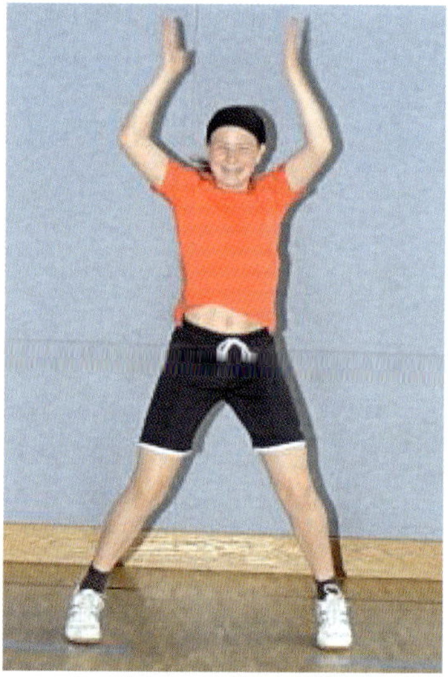

Umkehrstellung

Positionie-rung	• Mit geschlossenen Beinen aufrecht stehen und die Arme seitlich am Körper halten.
Ausführung	• „Hampelmann" ausführen, d. h. die Hände klatschen über dem Kopf zusammen und gleichzeitig werden die Beine springend auseinander (ca. doppelt hüftbreit) und wieder zusammen geführt.
Hinweise	• Führe die Übung fortlaufend aus!
Variation	a) Grundübung ausführen und dabei vor der Brust oder hinter dem Rücken in die Hände klatschen. b) Grundübung in der Schrittstellung (d. h. rechtes Bein vorn und linkes Bein hinten) ausführen.

Übung für den Unterkörper (mehrgelenkig) – *Für den Schul-/Vereinssport empfohlen!*

#97: Langläufer

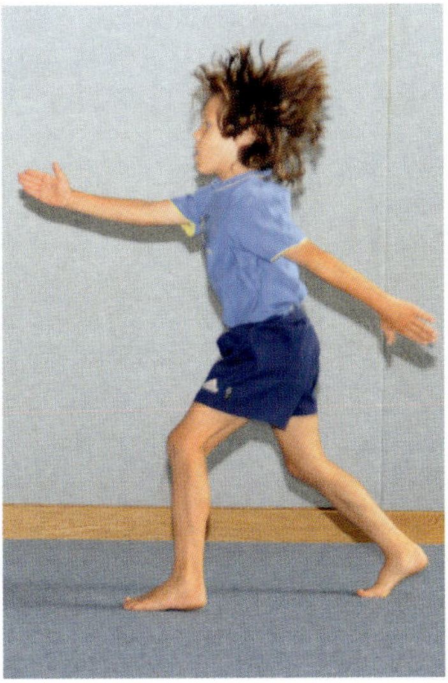

Ausgangsstellung

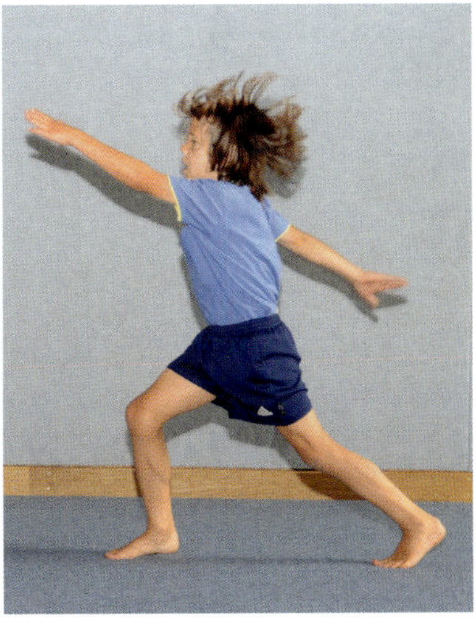

Umkehrstellung

Positionierung	• Schrittstellung (d. h. linkes Bein vorn und rechtes Bein hinten) einnehmen. • Die Arme gegengleich zu den Beinen strecken (d. h. rechter Arm vorn und linker Arm hinten).
Ausführung	• Am Ort springen und die gegengleiche Arm-/Beinpositionierung wechseln.
Hinweise	• Führe die Übung fortlaufend aus!
Variation	a) Grundübung mit gegengleicher Armbewegung zur Seite (d. h. nach rechts/links anstatt nach vorn/hinten).

Übung für den Unterkörper (mehrgelenkig) – *Für den Schul-/Vereinssport empfohlen!*

#98: Sprungleiter

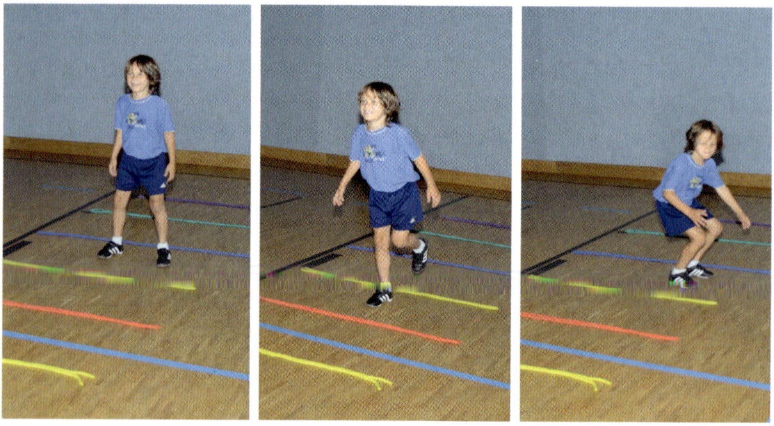

Ausgangsstellung und Verlauf

Positionierung	• Im hüftbreiten Stand vor mehreren Seilen stehen, die im Abstand von 30–50 cm hintereinander ausgelegt sind.
Ausführung	• Die „Sprungleiter" beid- oder einbeinig bzw. parallel oder quer zum Seil durchspringen.
Hinweise	• Achte auf eine richtige Ausführung der Bewegungstechnik!
Variation	a) Grundübung mit Vierteldrehung bei jedem Sprung ausführen. b) Den Seilabstand vergrößern (ca. 50–150 cm) und „Froschhüpfen" oder Laufsprünge ausführen.

Übung für den Unterkörper (mehrgelenkig) – *Für den Schul-/Vereinssport empfohlen!*

#99: Springen im Kreuz

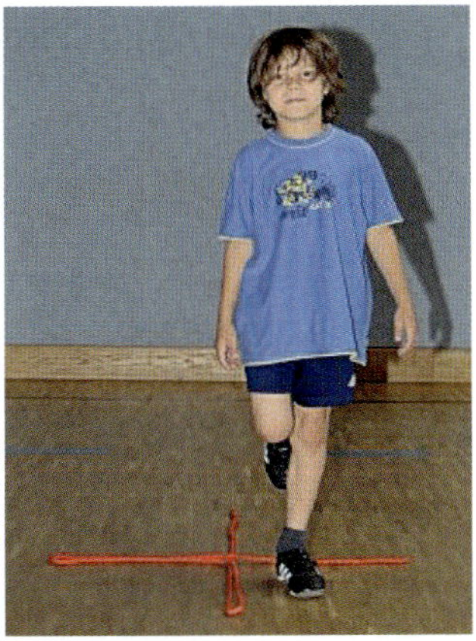

Ausgangsstellung

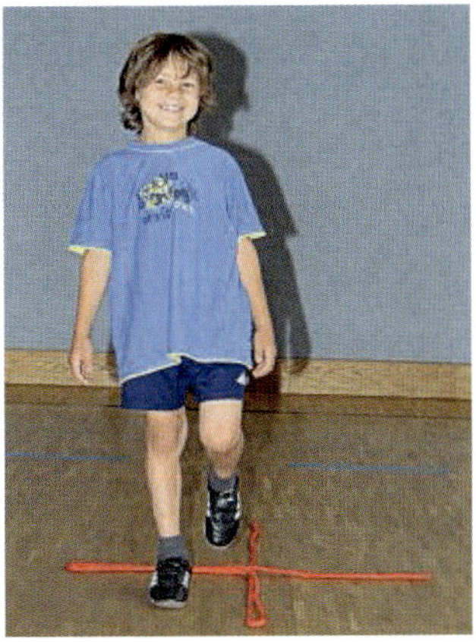

Umkehrstellung

Positionierung	• Ein Seil als Kreuz auslegen und die Quadranten mit Nummern bezeichnen (z. B. links oben ist Feld 1, rechts oben ist Feld 2, rechts unten ist Feld 3 und links unten ist Feld 4). • Mit dem linken Bein den Einbeinstand einnehmen (z. B. Feld 1).
Ausführung	• Der Spielleiter benennt ein Feld, in das gesprungen aber mit dem rechten Bein gelandet werden soll (z. B. Feld 2). • Nach der Bewegungsausführung wird das nächste Feld (z. B. Feld 4) angesagt, in das nun auf dem linken Bein gelandet werden soll usw.
Hinweise	• Führe die Übung zu Beginn langsam aus!
Variation	a) Grundübung ohne Beinwechsel (d. h. nur mit dem rechten oder linken Bein) ausführen. b) Grundübung mit beidbeinigen Sprüngen ausführen.

Übung für den Unterkörper (mehrgelenkig) – *Für den Schul-/Vereinssport empfohlen!*

#100: Stufenspringen

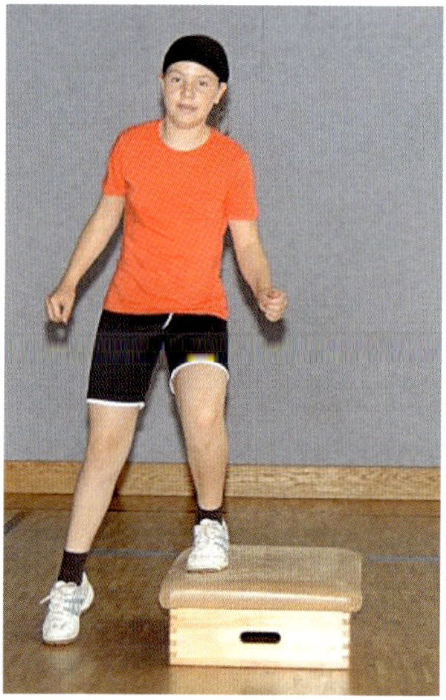

Ausgangsstellung

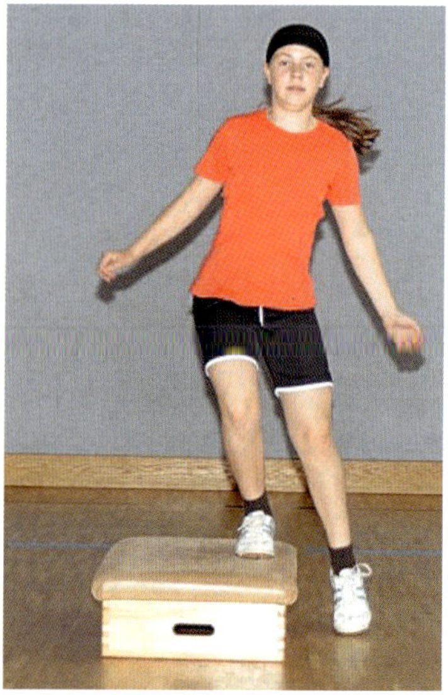

Umkehrstellung

Positionierung	• Parallel neben einem flachem Kastenteil / Stepper stehen. • Mit dem linken Bein das Kastenteil / den Stepper betreten und das Körpergewicht dorthin verlagern.
Ausführung	• Vom linken Bein abstoßen und das Kastenteil / den Stepper seitwärts überspringen und wieder zurück. • Bei der Landung findet ein Beinwechsel statt (d. h. das linke Bein landet auf dem Boden und das rechte Bein auf dem Kastenteil / Stepper oder umgekehrt bei Abstoß mit dem rechten Bein).
Hinweise	• Führe die Übung fortlaufend mit einem Wechsel des Absprungbeines aus! • Führe die Übung zu Beginn langsam aus!

Übung für den Unterkörper (mehrgelenkig) – *Für den Schul-/Vereinssport empfohlen!*

#101: Treppenspringen

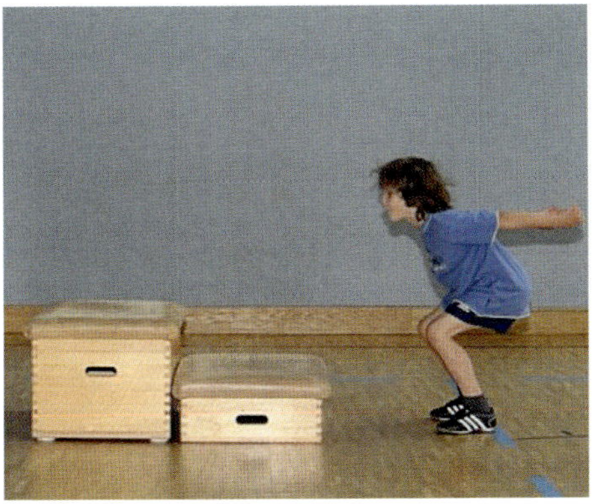

Ausgangsstellung

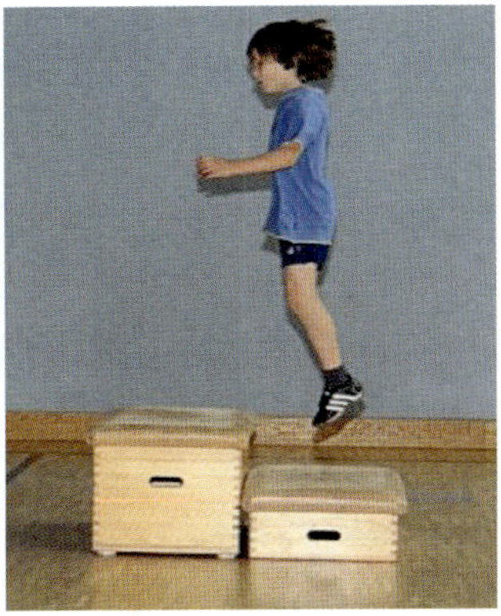

Umkehrstellung

Positionierung	• Eine Kastentreppe aus unterschiedlich hohen Kastenteilen / Steppern bauen.
Ausführung	• Beginnend vom Boden mit beidbeinigen Sprüngen die Kastentreppe Stufe für Stufe erklimmen. • Die Sprungbewegung durch Armeinsatz unterstützen. • Auf der obersten Stufe angekommen wird die Treppe nach unten gegangen.
Hinweise	• Beachte, dass eine weiche Landung auf dem Vorfuß erfolgt! • Beachte, dass Tiefsprünge nur mit Kindern und Jugendlichen durchgeführt werden, welche Erfahrungen mit Sprungkrafttraining besitzen!
Variation	a) Grundübung mit beidbeinigem Absprung und einbeiniger Landung oder einbeinigem Absprung und beidbeiniger Landung ausführen. b) Grundübung mit mehreren hintereinander aufgestellten Kastenteilen ausführen. Der Kastenabstand beträgt ca. 60–80 cm.

Übung für den Unterkörper (mehrgelenkig) – *Für den Schul-/Vereinssport empfohlen!*

#102: Seilspringen

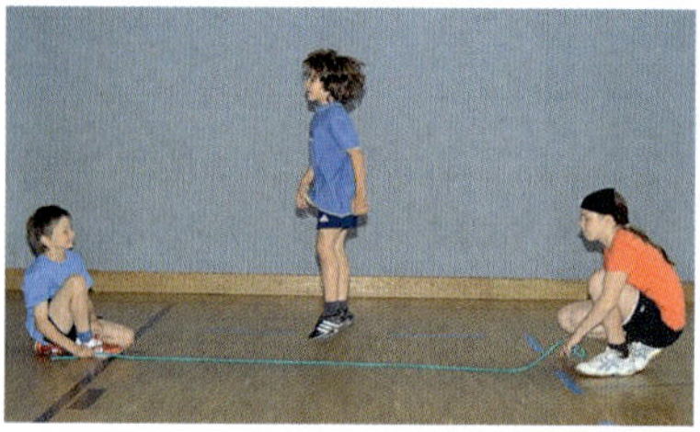

Ausgangsstellung

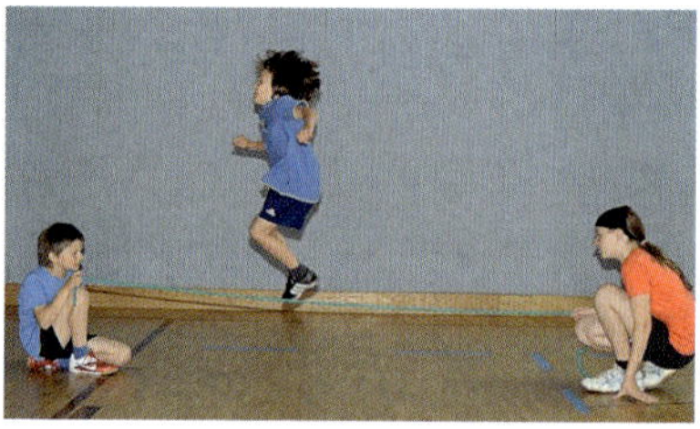

Umkehrstellung

Positionierung	• Eine 3er-Gruppe hat zusammen ein Seil. • Zwei Kinder halten das Seil flach am Boden und das dritte Kind steht parallel neben dem Seil.
Ausführung	• Das am Boden liegende Seil mehrmals überspringen. • Danach das angehobene Seil (Abstand vom Boden: ca. 20–30 cm) mehrmals überspringen. *Aufgabe:* Wer springt am höchsten?
Variation	a) Das Seil schwingen und verschiedene Sprungvarianten ausführen (z. B. mit/ohne Zwischensprung; beid-/einbeiniges Springen; Springen mit halber Drehung). b) Jedes Kind springt mit einem Seil. *Aufgabe:* Wer kann was? Zum Beispiel: Pferdchensprünge (d. h. alternierender Beinwechsel nach vorn/hinten); Springen mit vor der Brust überkreuzten Armen; Springen mit Doppeldurchzügen; Springen in festgelegter Reihenfolge (z. B. 4-mal beidbeinig, 4-mal einbeinig links, 4-mal einbeinig rechts). c) Variante 1 mit Spruch: „1, 2, 3, 4, Teddybär, Teddybär dreh dich um (Springer macht eine halbe Drehung); Teddybär, Teddybär, mach dich krumm (Springer beugt sich nach vorne)" – „Teddybär, Teddybär, spring' auf einem Bein (Springer springt einbeinig); Teddybär, Teddybär, mach dich klein (Springer geht in die Hocke)" – „Teddybär, Teddybär, bau ein Haus (Springer führt die Hände über dem Kopf zusammen); Teddybär, Teddybär, du bist raus (Springer läuft aus dem Seil heraus)."

Übung für den Unterkörper (mehrgelenkig) – *Für den Schul-/Vereinssport empfohlen!*

#103: Kniehebelauf

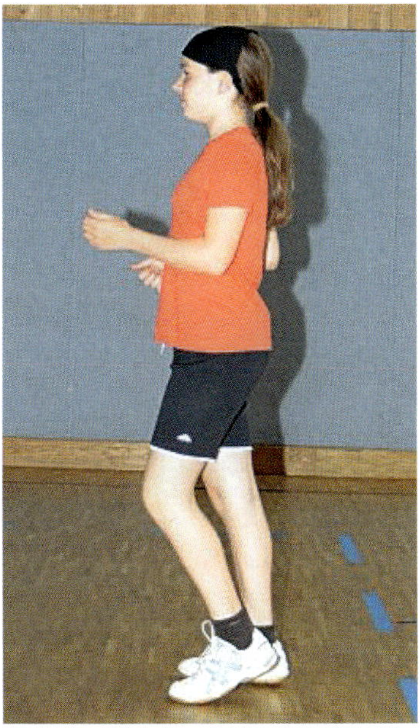

Ausgangsstellung

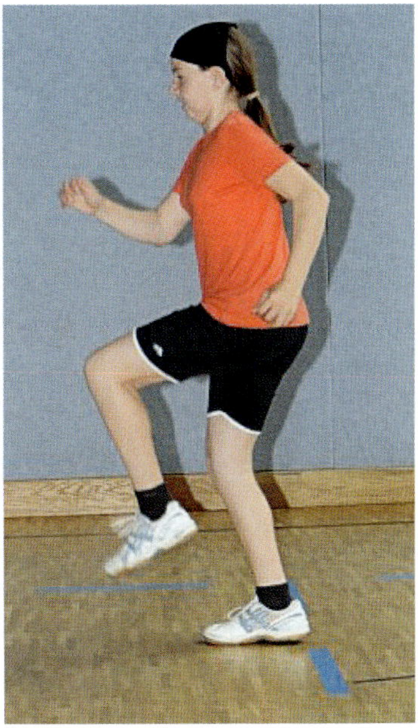

Umkehrstellung

Positionie-rung	• Im aufrechten Stand das Körpergewicht auf beide Fußballen verteilen.
Ausführung	• Abwechselnd flache und schnelle Kniehübe ausführen, wobei die Fußgelenke bei der Abdruckbewegung gestreckt werden (Skippings). • Die gebeugten Ellenbogen (90 Grad) schwingen gegengleich zur Beinbewegung mit.
Hinweise	• Führe die Übung fortlaufend mit einem Wechsel des Schwungbeines aus! • Spanne die Bauch- und Rückenmuskulatur an!
Variation	a) Grundübung mit Anheben der Knie bis knapp unterhalb der Hüfte (Kniehebelauf). b) Grundübung mit einem Rhythmus ausführen (z. B. bei jedem 4. Schritt, das linke Knie schnell bis unterhalb der Hüfte anheben).

Übung für den Unterkörper (mehrgelenkig) –
Für den Schul-/Vereinssport empfohlen!

#104: Wechselsprünge

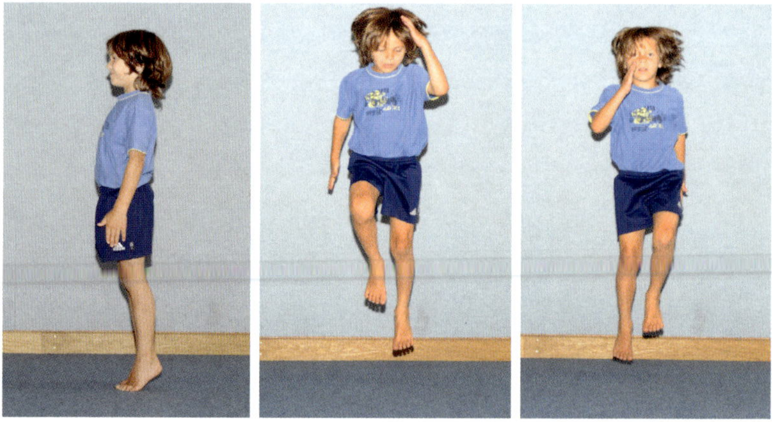

Ausgangsstellung und Verlauf

Positionierung	• Im aufrechten Stand das Körpergewicht auf beide Fußballen verteilen (d. h. keine Bodenberührung durch die Fersen).
Ausführung	• Mit dem linken Bein vom Boden abspringen und gleichzeitig das rechte Bein schnell bis unterhalb der Hüfte anheben. • Nach der Landung auf beiden Fußballen wird ein Beinwechsel durchgeführt, d. h. nun mit dem rechten Bein vom Boden abspringen und gleichzeitig das linke Bein schnell bis unterhalb der Hüfte anheben. • Die gebeugten Ellenbogen (90 Grad) schwingen gegengleich zur Schwungbeinbewegung mit.
Hinweise	• Führe die Übung fortlaufend mit einem Wechsel des Schwungbeines aus! • Beachte, dass die Bewegung stärker in die Höhe als in die Weite ausgeführt wird! • Spanne die Bauch- und Rückenmuskulatur an!

Anhang

Anhang

- Literaturverzeichnis

American Academy of Pediatrics (1983). Weight training and weight lifting: information for the pediatrician. *Physician and Sportsmedicine, 11,* 157–161.

Alberga, A. S., Sigal, R. J. & Kenny, G. P. (2011). A review of resistance exercise training in obese adolescents. *Physician and Sportsmedicine, 39,* 50–63.

Andersen, L. B., Sardinha, L. B., Froberg, K., Riddoch, C. J., Page, A. S. & Anderssen, S. A. (2008). Fitness, fatness and clustering of cardiovascular risk factors in children from Denmark, Estonia and Portugal: the European Youth Heart Study. *International Journal of Pediatric Obesity, 1,* 58–66.

Athanasiou, N., Tsamourtzis, E. & Salonikidis, K. (2006). Entwicklung und Trainierbarkeit der Kraft bei Basketballspielern im vorpubertären Alter. *Leistungssport, 36,* 48–52.

Atlantis, E., Barnes, E. H., & Singh, M. A. (2006). Efficacy of exercise for treating overweight in children and adolescents: a systematic review. *International Journal of Obesity, 30,* 1027–1040.

Baker, D., Wilson, G. & Carlyon, B. (1994). Generality versus specificity: a comparison of dynamic and isometric measures of strength and speed-strength. *European Journal of Applied Physiology and Occupational Physiology, 68,* 350–355.

Baltzopoulos, V. & Kellis, E. (1998). Isokinetic strength during childhood and adolescence. In E. Van Praagh (Ed.), *Pediatric anaerobic performance* (pp. 225–240). Champaign, IL: Human Kinetics.

Bass, S. L. (2000). The prepubertal years: a uniquely opportune stage of growth when the skeleton is most responsive to exercise? *Sports Medicine, 30,* 73–78.

Beck, J. & Bös, K. (1995). *Normwerte motorischer Leistungsfähigkeit*. Köln: Sport und Buch Strauß.

Behm, D. G. (1995). Neuromuscular implications and applications of resistance training. Jour*nal of Strength and Conditioning Research, 9,* 264–274.

Behm, D. G., Faigenbaum, A. D., Falk, B. & Klentrou, P. (2008). Canadian Society for Exercise Physiology position paper: resistance training in children and adolescents. *Applied Physiology, Nutrition, and Metabolism, 33,* 547–561.

Behm, D. G. & Sale, D. G. (1993). Intended rather than actual movement velocity determines velocity-specific training response. *Journal of Applied Physiology, 74,* 359–368.

Behringer, M., Vom Heede, A., Matthews, M. & Mester, J. (2011). Effects of strength training on motor performance skills in children and adolescents: a meta-analysis. Pedia*tric Exercise Science, 23,* 186–206.

Behringer, M., Vom Heede, A., Yue, Z. & Mester, J. (2010). Effects of resistance training in children and adolescents: a meta-analysis. *Pediatrics, 126,* 1199–1210.

Benson, A. C., Torode, M. E. & Fiatarone Singh, M. A. (2008a). The effect of high-intensity progressive resistance training on adiposity in children: a randomized controlled trial. *International Journal of Obesity, 32,* 1016–1027.

Benson, A. C., Torode, M. E. & Fiatarone Singh, M. A. (2008b). Effects of resistance training on metabolic fitness in children and adolescents: a systematic review. *Obesity Reviews, 9,* 43–66.

Beunen, G. & Malina, R. M. (1988). Growth and physical performance relative to the timing of the adolescent spurt. *Exercise and Sport Sciences Reviews, 16,* 503–540.

Beunen, G. & Thomis, M. (2000). Muscular strength development in children and adolescents. *Pediatric Exercise Science, 12,* 174–197.

Bishop, D. C., Smith, R. J., Smith, M. F. & Rigby, H. E. (2009). Effect of plyometric training on swimming block start performance in adolescents. *Journal of Strength and Conditioning Research, 23,* 2137–2143.

Blimkie, C. J. (1989). Age- and sex-associated variation in strength during childhood: anthropometric, morphologic, neurologic, biomechanical, endocrinologic, genetic, and physical activity correlates. In C. V. Gisolfi & D. R. Lamb (Eds.), *Perspectives in exercise science and sports medicine: youth, exercise, and sport* (pp. 99–163). Indianapolis: Benchmark.

Blimkie, C. J. (1992). Resistance training during pre- and early puberty: efficacy, trainability, mechanisms, and persistence. *Canadian Journal of Sport Science, 17,* 264–279.

Blimkie, C. J. (1993). Resistance training during preadolescence. Issues and controversies. *Sports Medicine, 15,* 389–407.

Blimkie, C. J., Martin, J., Ramsay, J., Sale, D. & MacDougall, D. (1989). The effects of detraining and maintenance weight training on strength development in prepubertal boys. *Canadian Journal of Applied Physiology, 14,* 102.

Blimkie, C. J., Rice, S., Webber, C. E., Martin, J., Levy, D. & Gordon, C. L. (1996). Effects of resistance training on bone mineral content and density in adolescent females. *Canadian Journal of Physiology and Pharmacology, 74,* 1025–1033.

Blimkie, C. J. & Sale, D. G. (1998). Strength development and trainability during childhood. In E. Van Praagh (Ed.), *Pediatric Anaerobic Performance* (pp. 193–224). Champaign, IL: Human Kinetics.

Bös, K. (2001). *Handbuch Motorische Tests*. Göttingen: Hogrefe.

Bös, K. (2003). Motorische Leistungsfähigkeit von Kindern und Jugendlichen. In W. Schmidt, I. Hartmann-Tews & W.-D. Brettschneider (Hrsg.), *Erster Deutscher Kinder- und Jugendsportbericht* (S. 85–107). Schorndorf: Hofmann.

Bös, K. & Mechling, H. (1983). *Dimensionen sportmotorischer Leistungen*. Schorndorf: Hofmann.

Bosco, C. & Komi, P. V. (1980). Influence of aging on the mechanical behavior of leg extensor muscles. *European Journal of Applied Physiology and Occupational Physiology, 45,* 209–219.

Bührle, M. (1985). Dimensionen des Kraftverhaltens und ihre spezifischen Trainingsmethoden. In M. Bührle (Hrsg.), *Grundlagen des Maximal- und Schnellkrafttrainings* (S. 82–111). Schorndorf: Hofmann.

Bührle, M. (1989). Maximalkraft – Schnellkraft – Reaktivkraft. *Sportwissenschaft, 19,* 311–325.

Bührle, M. (1993). Schnellkraft. Theoretisches Konstrukt – physiologischer Hintergrund und Bedingungsstruktur – diagnostische Erfassung – spezifische Trainingsmethoden. *Spectrum der Sportwissenschaften, 5,* 2–29.

Bührle, M., Kibele, A., Li, Q. & J., Müller K. (1990). Auf dem Weg zu einer standardisierten und differenzierten Kraftdiagnostik. In

H. J. Menzel & R. Preiß (Hrsg.), *Forschungsgegenstand Sport: Festschrift für Prof. Dr. R. Ballreich* (S. 89–101). Frankfurt: Deutsch.

Caine, D., DiFiori, J. & Maffulli, N. (2006). Physeal injuries in children's and youth sports: reasons for concern? *British Journal of Sports Medicine, 40,* 749–760.

Castro-Pinero, J., Ortega, F. B., Artero, E. G., Girela-Rejon, M. J., Mora, J., Sjostrom, M. & Ruiz, J. R. (2010). Assessing muscular strength in youth: usefulness of standing long jump as a general index of muscular fitness. *Journal of Strength and Conditioning Research, 24,* 1810–1817.

Christou, M., Smilios, I., Sotiropoulos, K., Volaklis, K., Pilianidis, T. & Tokmakidis, S. P. (2006). Effects of resistance training on the physical capacities of adolescent soccer players. *Journal of Strength and Conditioning Research, 20,* 783–791.

Collard, D. C., Verhagen, E. A., van Mechelen, W., Heymans, M. W. & Chinapaw, M. J. (2011). Economic burden of physical activity-related injuries in Dutch children aged 10–12. *British Journal of Sports Medicine, 45,* 1058–1063.

Conn, J. M., Annest, J. L. & Gilchrist, J. (2003). Sports and recreation related injury episodes in the US population, 1997–99. *Injury Prevention, 9,* 117–123.

Costin, G., Kaufman, F. R. & Brasel, J. A. (1989). Growth hormone secretory dynamics in subjects with normal stature. *Journal of Pediatrics, 115,* 537–544.

Cummings, S. R., Black, D. M., Nevitt, M. C., Browner, W., Cauley, J., Ensrud, K., Genant, H. K., Palermo, L., Scott, J. & Vogt, T. M. (1993). Bone density at various sites for prediction of hip fractures. The Study of Osteoporotic Fractures Research Group. *Lancet, 341,* 72–75.

Davies, J. H., Evans, B. A. & Gregory, J. W. (2005). Bone mass acquisition in healthy children. *Archives of Disease in Childhood, 90,* 373–378.

DeRenne, C., Hetzler, R. K., Buxton, B. P. & Ho, K. W. (1996). Effects of training frequency on strength maintenance in pubescent baseball players. *Journal of Strength and Conditioning Research, 10,* 8–14.

Diallo, O., Dore, E., Duche, P. & Van Praagh, E. (2001). Effects of plyometric training followed by a reduced training programme on physical performance in prepubescent soccer players. *Journal of Sports Medicine and Physical Fitness, 41,* 342–348.

Diekmann, W. & Letzelter, M. (1987). Stabilität und Wiederholbarkeit von Trainingszuwachs durch Schnellkrafttraining im Grundschulalter. *Sportwissenschaft, 17,* 280–293.

Docherty, D., Wenger, H. A. & Collis, M. L. (1987). The effects of resistance training on aerobic and anaerobic power of young boys. *Medicine and Science in Sports and Exercise, 19,* 389–392.

Docherty, D., Wenger, H. A., Collis, M. L. & Qinney, H. A. (1987). The effects of variable speed resistance training on strength development in prepubertal boys. *Journal of Human Movement Studies, 13,* 377–382.

Eisenmann, J. C., Welk, G. J., Wickel, E. E. & Blair, S. N. (2007). Combined influence of cardiorespiratory fitness and body mass index on cardiovascular disease risk factors among 8–18 year old youth: The Aerobics Center Longitudinal Study. *International Journal of Pediatric Obesity, 2,* 66–72.

Emery, C. A. & Meeuwisse, W. H. (2010). The effectiveness of a neuromuscular prevention strategy to reduce injuries in youth soccer: a cluster-randomised controlled trial. *British Journal of Sports Medicine*, 44, 555-562.

Emeterio, C. A., Antunano, N. P., Lopez-Sobaler, A. M. & Gonzalez-Badillo, J. J. (2011). Effect of strength training and the practice of alpine skiing on bone mass density, growth, body composition, and the strength and power of the legs of adolescent skiers. *Journal of Strength and Conditioning Research, 25,* 2879–2890.

Engelhorn, R. (1988). EMG and motor performance changes with practice of a forearm movement by children. *Perceptual and Motor Skills, 67,* 523–529.

Faigenbaum, A. D. (2007). Resistance training for children and adolescents: are there health outcome? *American Journal of Lifestyle Medicine, 1,* 190–200.

Faigenbaum, A. D. (2011). Strength training for children and adolescents. In M. Cardinale, R. Newton & K. Nosaka (Eds.), *Strength and conditioning: biological principles and practical applications* (pp. 427–440). Chichester: Wiley-Blackwell.

Faigenbaum, A. D., Bellucci, M., Bernieri, A., Bakker, B. & Hoorens, K. (2005). Acute effects of different warm-up protocols on fitness performance in children. *Journal of Strength and Conditioning Research, 19,* 376–381.

Faigenbaum, A. D., Kraemer, W. J., Blimkie, C. J., Jeffreys, I., Micheli, L. J., Nitka, M. & Rowland, T. W. (2009). Youth resistance training: updated position statement paper from the national strength and conditioning association. *Journal of Strength and Conditioning Research, 23,* 60–79.

Faigenbaum, A. D., Kraemer, W. J., Cahill, B., Chandler, J., Dziados, J., Elfrink, L. D., Forman, E., Gaudiose, M., Micheli, L., Nitka, M. & Roberts, S. (1996). Youth resistance training: position statement paper and literature review. *Strength and Conditioning Journal, 18,* 62–75.

Faigenbaum, A. D., Loud, R. L., O'Connell, J., Glover, S. & Westcott, W. L. (2001). Effects of different resistance training protocols on upper-body strength and endurance development in children. *Journal of Strength and Conditioning Research, 15,* 459–465.

Faigenbaum, A. D., McFarland, J. E., Keiper, F. B., Tevlin, W., Ratamess, N. A., Kang, J. & Hoffman, J. R. (2007). Effects of a short-term plyometric and resistance training program on fitness performance in boys age 12 to 15 years. *Journal of Sports Science and Medicine, 6,* 519–525.

Faigenbaum, A. D., Milliken, L. A., Cloutier, G. & Westcott, W. L. (2004). Perceived exertion during resistance exercise by children. *Perceptual and Motor Skills, 98,* 627–637.

Faigenbaum, A. D., Milliken, L. A., Loud, R. L., Burak, B. T., Doherty, C. L. & Westcott, W. L. (2002). Comparison of 1 and 2 days per week of strength training in children. *Research Quarterly for Exercise and Sport, 73,* 416–424.

Faigenbaum, A. D., Milliken, L. A., Moulton, L. & Westcott, W. L. (2005). Early muscular fitness adaptations in children in response to two different resistant training regimens. *Pediatric Exercise Science, 17,* 237–248.

Faigenbaum, A. D., Milliken, L. A. & Westcott, W. L. (2003). Maximal strength testing in healthy children. *Journal of Strength and Conditioning Research, 17,* 162–166.

Faigenbaum, A. D. & Myer, G. D. (2010a). Pediatric resistance training: benefits, concerns, and program design considerations. *Current Sports Medicine Reports, 9,* 161–168.

Faigenbaum, A. D. & Myer, G. D. (2010b). Resistance training among young athletes: safety, efficacy and injury prevention effects. *British Journal of Sports Medicine, 44,* 56–63.

Faigenbaum, A. D., Myer, G. D., Naclerio, F. & Casas, A. A. (2011). Injury trends and prevention in youth resistance training. *Strength and Conditioning Journal, 33,* 36–41.

Faigenbaum, A. D., Ratamess, N. A., McFarland, J., Kaczmarek, J., Coraggio, M. J., Kang, J. & Hoffman, J. R. (2008). Effect of rest interval length on bench press performance in boys, teens, and men. *Pediatric Exercise Science, 20,* 457–469.

Faigenbaum, A. D. & Westcott, W. L. (2009). *Youth strength training: programs for health, fitness, and sport*. Champaign, IL: Human Kinetics.

Faigenbaum, A. D., Westcott, W. L., Loud, R. L. & Long, C. (1999). The effects of different resistance training protocols on muscular strength and endurance development in children. *Pediatrics, 104,* 5.

Faigenbaum, A. D., Westcott, W. L., Micheli, L. J., Outerbridge, A. R., Long, C. J., LaRosa-Loud, R. & Zaichkowsky, L. D. (1996). The effects of strength training and detraining on children. *Journal of Strength and Conditioning Research, 10,* 109–114.

Faigenbaum, A. D., Zaichkowsky, L. D., Westcott, W. L., Micheli, L. J. & Fehlandt, A. F. (1993). The effects of twice-a-week strength training program on children. *Pediatric Exercise Science, 5,* 339–346.

Faigenbaum, A., Zaichkowsky, L. D., Westcott, W. L., Long, C. J., LaRosa-Loud, R., Micheli, L. J. & Outerbridge, A. R. (1997). Psychological effects of strength training on children. *Journal of Sport Behavior, 20,* 164–175.

Falk, B. & Eliakim, A. (2003). Resistance training, skeletal muscle and growth. *Pediatric Endocrinology Reviews, 1,* 120–127.

Falk, B. & Mor, G. (1996). The effects of resistance and martial arts training in 6- to 8-year-old boys. *Pediatric Exercise Science, 8,* 48–56.

Falk, B. & Tenenbaum, G. (1996). The effectiveness of resistance training in children. A meta-analysis. *Sports Medicine, 22,* 176–186.

Flanagan, S. P., Laubach, L. L., De Marco, G. M., Alvarez, C., Borchers, S., Dressman, E., Gorka, C., Lauer, M., McKelvy, A., Metzler, M., Poeppelman, J., Redmond, C., Riggenbach, M., Tichar, S., Wallis, K. & Weseli, D. (2002). Effects of two different strength training modes on motor performance in children. *Research Quarterly for Exercise and Sport, 73,* 340–344.

Freiwald, J. (2005). Krafttraining mit Kindern und Jugendlichen. *Sportorthopädie Sporttraumatologie, 21,* 269–275.

Friedrich, W. (2006). Ausdauertraining und sanftes Krafttraining nach dem subjektiven Belastungsempfinden. *Sportunterricht, 55,* 7–9.

Fripp, R. R. & Hodgson, J. L. (1987). Effect of resistive training on plasma lipid and lipoprotein levels in male adolescents. *Journal of Pediatrics, 111,* 926–931.

Fröhlich, M., Gießing, J. & Strack, A. (2009). *Kraft und Krafttraining bei Kindern und Jugendlichen – Schwerpunkt apparatives Krafttraining: Theoretische Hintergründe, praktische Übungsauswahl, differenzierte Trainingspläne*. Marburg: Tectum Verlag.

Fröhlich, M., Gießing, J. & Strack, A. (2011). *Krafttraining bei Kindern und Jugendlichen: Hintergründe, Trainingspläne, Übungen*. Marburg: Tectum Verlag.

Fröhlich, M., Pieter, A., Gießing, J., Klein, M., Strack, A., Felder, H., Sandig, D., Blischke, K., Stening, J., Emrich, E. & Schmidtbleicher, D. (2009). Kraft und Krafttraining bei Kindern und Jugendlichen – aktueller Stand. *Leistungssport, 39,* 1–23.

Fuchs, R. K., Bauer, J. J. & Snow, C. M. (2001). Jumping improves hip and lumbar spine bone mass in prepubescent children: a randomized controlled trial. *Journal of Bone Mineral Research, 16,* 148–156.

Fukunaga, T., Funato, K. & Ikegawa, S. (1992). The effects of resistance training on muscle area and strength in prepubescent age. *Annals of Physiological Anthropology, 11,* 357–364.

Ganley, K. J., Paterno, M. V., Miles, C., Stout, J., Brawner, L., Girolami, G. & Warren, M. (2011). Health-related fitness in children and adolescents. *Pediatric Physical Therapy, 23,* 208–220.

Gießing, J. (2008). *Muskeltraining mit Kindern und Jugendlichen: Altersgerechte Übungen und Spiele für Schule und Verein*. Wiebelsheim: Limpert Verlag.

Gore, C. J. (2000). *Physiological tests for elite athletes*. Champaign, IL: Human Kinetics.

Gorostiaga, E. M., Izquierdo, M., Iturralde, P., Ruesta, M. & Ibanez, J. (1999). Effects of heavy resistance training on maximal and explosive force production, endurance and serum hormones in adolescent handball players. *European Journal of Applied Physiology and Occupational Physiology, 80,* 485–493.

Granacher, U., Goesele, A., Roggo, K., Wischer, T., Fischer, S., Zuerny, C., Gollhofer, A. & Kriemler, S. (2011). Effects and mechanisms of strength training in children. *International Journal of Sports Medicine, 32,* 357–364.

Granacher, U. & Gollhofer, A. (2011). Is there an association between variables of postural control and strength in adolescents? *Journal of Strength and Conditioning Research, 25,* 1718–1725.

Granacher, U. & Gollhofer, A. (2012). Is there an association between variables of postural control and strength in prepubertal children? *Journal of Strength and Conditioning Research, 26,* 210–216.

Granacher, U., Kriemler, S., Gollhofer, A. & Zahner, L. (2009). Neuromuskuläre Auswirkungen von Krafttraining im Kindes- und Jugendalter: Hinweise für die Trainingspraxis. *Deutsche Zeitschrift für Sportmedizin, 60,* 41–49.

Granacher, U., Muehlbauer, T., Doerflinger, B., Strohmeier, R. & Gollhofer, A. (2011). Promoting strength and balance in adolescents during physical education: effects of a short term resistance training. *Journal of Strength and Conditioning Research, 25,* 940–949.

Güllich, A. & Schmidtbleicher, D. (1999). Struktur der Kraftfähigkeiten und ihrer Trainingsmethoden. *Deutsche Zeitschrift für Sportmedizin, 50,* 223–234.

Gundlach, H. (1968). Systembeziehungen körperlicher Fähigkeiten und Fertigkeiten. *Theorie und Praxis der Körperkultur, 17,* 198–205.

Gunter, K., Baxter-Jones, A. D., Mirwald, R. L., Almstedt, H., Fuller, A., Durski, S. & Snow, C. (2008). Jump starting skeletal health: a 4-year longitudinal study assessing the effects of jumping on skeletal development in pre and circum pubertal children. *Bone, 42,* 710–718.

Gurjao, A. L. D., Cyrino, E. S., Caldeira, L. F. S., Nakamura, F. Y., de Oliveira, A. R., Salvador, E. P. & Dias, R. M. R. (2005). Variation of the muscular strength in repetitive 1-RM test in prepubescent children. *Revista Brasileira de Medicina do Esporte, 11,* 319–324.

Guy, J. A. & Micheli, L. J. (2001). Strength training for children and adolescents. *Journal of the American Academy of Orthopaedic Surgeons, 9,* 29–36.

Hagberg, J. M., Ehsani, A. A., Goldring, D., Hernandez, A., Sinacore, D. R. & Holloszy, J. O. (1984). Effect of weight training on blood pressure and hemodynamics in hypertensive adolescents. *Journal of Pediatrics, 104,* 147–151.

Hamill, B. P. (1994). Relative safety of weightlifting and weight training. *Journal of Strength and Conditioning Research, 8,* 53–57.

Harre, D. (2011). Kraftfähigkeiten. In G. Schnabel, D. Harre & J. Krug (Hrsg.), *Trainingslehre – Trainingswissenschaft: Leistung-Training-Wettkampf* (2. Aufl.). Aachen: Meyer & Meyer.

Harries, S. K., Lubans, D. R. & Callister, R. (2012). Resistance training to improve power and sports performance in adolescent athletes: a systematic review and meta-analysis. *Journal of Science and Medicine in Sport, 15,* 532–540.

Hassan, S. E. A. (1991). Die Trainierbarkeit der Maximalkraft bei 7- bis 13-jährigen Kindern. *Leistungssport, 21,* 17–24.

Heidt, R. S., Jr., Sweeterman, L. M., Carlonas, R. L., Traub, J. A. & Tekulve, F. X. (2000). Avoidance of soccer injuries with preseason conditioning. *American Journal of Sports Medicine, 28,* 659–662.

Hetherington, M. R. (1976). Effect of isometric training on the elbow flexion force torque of grade five boys. *Research Quarterly, 47,* 41–47.

Hetzler, R. K., DeRenne, C., Buxton, B. P., Ho, K. W., Chai, D. X. & Seichi, G. (1997). Effects of 12 weeks of strength training on anaerobic power in prepubescent male athletes. *Journal of Strength and Conditioning Research, 11,* 174–181.

Hewett, T. E., Lindenfeld, T. N., Riccobene, J. V. & Noyes, F. R. (1999). The effect of neuromuscular training on the incidence of knee injury in female athletes. A prospective study. *American Journal of Sports Medicine, 27,* 699–706.

Holloway, J. B., Beuter, A. & Duda, J. L. (1988). Self-efficacy and training for strength in adolescent girls. *Journal of Applied Social Psychology, 18,* 699–719.

Ingle, L., Sleap, M. & Tolfrey, K. (2006). The effect of a complex training and detraining programme on selected strength and power variables in early pubertal boys. *Journal of Sports Sciences, 24,* 987–997.

Johnson, B. A., Salzberg, C. L. & Stevenson, D. A. (2011). A systematic review: plyometric training programs for young children. *Journal of Strength and Conditioning Research, 25,* 2623–2633.

Kahl, H., Dortschy, R. & Ellsäßer, G. (2007). Verletzungen bei Kindern und Jugendlichen (1-17 Jahre) und Umsetzung von persönlichen Schutzmassnahmen. Ergebnisse des bundesweiten Kinder- und Jugendgesundheitssurveys (KiGGS). *Bundesgesundheitsblatt Gesundheitsforschung Gesundheitsschutz, 50,* 718–727.

Kamon, E. & Gormley, J. (1968). Muscular activity pattern for skilled performance and during learning of a horizontal bar exercise. *Ergonomics, 11,* 345–347.

Kanehisa, H., Yata, H., Ikegawa, S. & Fukunaga, T. (1995). A cross-sectional study of the size and strength of the lower leg muscles during growth. *European Journal of Applied Physiology and Occupational Physiology, 72,* 150–156.

Kelm, J., Ahlhelm, F., Pape, D., Pitsch, W. & Engel, C. (2001). School sports accidents: analysis of causes, modes, and frequencies. *Journal of Pediatric Orthopaedics, 21,* 165–168.

Khan, K., McKay, H. A., Haapasalo, H., Bennell, K. L., Forwood, M. R., Kannus, P. & Wark, J. D. (2000). Does childhood and adolescence provide a unique opportunity for exercise to strengthen the skeleton? *Journal of Science and Medicine in Sport, 3,* 150–164.

Knapik, J. J., Bauman, C. L., Jones, B. H., Harris, J. M. & Vaughan, L. (1991). Preseason strength and flexibility imbalances associated with athletic injuries in female collegiate athletes. *American Journal of Sports Medicine, 19,* 76–81.

Knudson, D. V. (2009). Correcting the use of the term „power“ in the strength and conditioning literature. *Journal of Strength and Conditioning Research, 23,* 1902–1908.

Komi, P. V., Viitasalo, J. T., Rauramaa, R. & Vihko, V. (1978). Effect of isometric strength training of mechanical, electrical, and metabolic aspects of muscle function. *European Journal of Applied Physiology and Occupational Physiology, 40,* 45–55.

Kotzamanidis, C. (2006). Effect of plyometric training on running performance and vertical jumping in prepubertal boys. *Journal of Strength and Conditioning Research, 20,* 441–445.

Kraemer, W. J., Fry, A. C., Frykman, P. N., Conroy, B. & Hoffmann, J. (1989). Resistance training and youth. *Pediatric Exercise Science, 1,* 336–350.

Kurth, B. M. & Schaffrath Rosario, A. (2007). Die Verbreitung von Übergewicht und Adipositas bei Kindern und Jugendlichen in Deutschland. Ergebnisse des bundesweiten Kinder- und Jugendgesundheitssurveys (KiGGS). *Bundesgesundheitsblatt Gesundheitsforschung Gesundheitsschutz, 50,* 736–743.

Lampert, T., Mensink, G. B. M., Romahn, N. & Woll, A. (2007). Körperlich-sportliche Aktivität von Kindern und Jugendlichen in Deutschland. Ergebnisse des Kinder- und Jugendgesundheitssurvey (KiGGS). *Bundesgesundheitsblatt Gesundheitsforschung Gesundheitsschutz, 50,* 634–642.

Larsson, L., Grimby, G. & Karlsson, J. (1979). Muscle strength and speed of movement in relation to age and muscle morphology. *Journal of Applied Physiology, 46,* 451–456.

LeBrasseur, N. K., Walsh, K. & Arany, Z. (2011). Metabolic benefits of resistance training and fast glycolytic skeletal muscle. *American Journal of Physiology, Endocrinology, and Metabolism, 300,* 3–10.

Lehnhard, R. A., Lehnhard, H. R., Young, R. & Butterfield, S. A. (1996). Monitoring injuries on a college soccer team: the effect of strength training. *Journal of Strength and Conditioning Research, 10,* 115–119.

Letzelter, M. & Diekmann, W. (1984). Zur Trainierbarkeit der Maximalkraft im Grundschulalter. *Deutsche Zeitschrift für Sportmedizin, 35,* 62–69.

Lillegard, W. A., Brown, E. W., Wilson, D. J. Henderson, R., & Lewis, E. (1997). Efficacy of strength training in prepubescent to early postpubescent males and females: effects of gender and maturity. *Pediatric Rehabilitation, 1,* 147–157.

Lloyd, R. S., Meyers, R. W. & Oliver, J. L. (2011). The natural development and trainability of plyometric ability during childhood. *Strength and Conditioning Journal, 33,* 23–32.

Lubans, D. R., Aguiar, E. J. & Callister, R. (2010). The effects of free weights and elastic tubing resistance training on physical self-perception in adolescents. *Psychology of Sport and Exercise, 11,* 497–504.

Lubans, D. R., Sheaman, C. & Callister, R. (2010). Exercise adherence and intervention effects of two school-based resistance training programs for adolescents. *Preventive Medicine, 50,* 56–62.

Luthi, J. M., Howald, H., Claassen, H., Rosler, K., Vock, P. & Hoppeler, H. (1986). Structural changes in skeletal muscle tissue with heavy-resistance exercise. *International Journal of Sports Medicine, 7,* 123–127.

Malina, R. M. (1969). Quantification of fat, muscle and bone in man. *Clinical Orthopaedics and Related Research, 65,* 9–38.

Malina, R. M. (2006). Weight training in youth-growth, maturation, and safety: an evidence-based review. *Clinical Journal of Sport Medicine, 16,* 478–487.

Malina, R. M., Bouchard, C. & Bar-Or, O. (2003). *Growth, maturation, and physical activity.* Champaign, IL: Human Kinetics.

Marschall, F. & Fröhlich, M. (1999). Zur Überprüfung des Zusammenhangs von Maximalkraft und maximaler Wiederholungszahl bei deduzierten submaximalen Intensitäten. *Deutsche Zeitschrift für Sportmedizin, 50,* 311–315.

Marshall, W. A. & Tanner, J. M. (1969). Variations in pattern of pubertal changes in girls. *Archives of Disease in Childhood, 44,* 291–303.

Marshall, W. A. & Tanner, J. M. (1970). Variations in the pattern of pubertal changes in boys. *Archives of Disease in Childhood, 45,* 13–23.

Martin, J. C. & Malina, R. M. (1998). Developmental variations in anaerobic performance associated with age and sex. In E. Van Praagh (Ed.), *Pediatric anaerobic performance* (pp. 45–64). Champaign, IL: Human Kinetics.

Mathers, L. J. & Weiss, H. B. (1998). Incidence and characteristics of fall-related emergency department visits. *Academic Emergency Medicine, 5,* 1064–1070.

Mattausch, W. D. (1973). Zu einigen Problemen der Fixierung der konditionellen und koordinativen Fähigkeiten. *Theorie und Praxis der Körperkultur, 22,* 849–856.

Matton, L., Duvigneaud, N., Wijndaele, K., Philippaerts, R., Duquet, W., Beunen, G., Claessens, A. L., Thomis, M. & Lefevre, J. (2007). Secular trends in anthropometric characteristics, physical fitness, physical activity, and biological maturation in Flemish adolescents between 1969 and 2005. *American Journal of Human Biology, 19,* 345–357.

McCambridge, T. M. & Stricker, P. R. (2008). Strength training by children and adolescents. *Pediatrics, 121,* 835–840.

McKay, H. A., MacLean, L., Petit, M., MacKelvie-O'Brien, K., Janssen, P., Beck, T. & Khan, K. M. (2005). „Bounce at the Bell": a novel program of short bouts of exercise improves proximal femur bone mass in early pubertal children. *British Journal of Sports Medicine, 39,* 521–526.

McKay, H., Tsang, G., Heinonen, A., MacKelvie, K., Sanderson, D. & Khan, K. M. (2005). Ground reaction forces associated with an effective elementary school based jumping intervention. *British Journal of Sports Medicine, 39,* 10–14.

Mersch, F. & Stoboy, H. (1989). Strength training and muscle hypertrophy in children. In S. Oseid & K. Carlsen (Eds.), *Children and exercise XIII* (pp. 165–182). Champaign: Human Kinetics.

Meylan, C. & Malatesta, D. (2009). Effects of in-season plyometric training within soccer practice on explosive actions of young players. *Journal of Strength and Conditioning Research, 23,* 2605–2613.

Micheli, L. J. & Fehlandt, A. F. (1992). Overuse injuries to tendons and apophyses in children and adolescents. *Clinics in Sports Medicine, 11,* 713–726.

Miller, M. G., Cheatham, C. C. & Patel, N. D. (2010). Resistance training for adolescents. *Pediatric Clinics of North America, 57,* 671–682.

Milliken, L. A., Faigenbaum, A. D., Loud, R. L. & Westcott, W. L. (2008). Correlates of upper and lower body muscular strength in children. *Journal of Strength and Conditioning Research, 22,* 1339–1346.

Moller, N. C., Grontved, A., Wedderkopp, N., Ried-Larsen, M., Kristensen, P. L., Andersen, L. B. & Froberg, K. (2010). Cardiovascular disease risk factors and blood pressure response during exercise in healthy children and adolescents: the European Youth Heart Study. *Journal of Applied Physiology, 109,* 1125–1132.

Moritani, T. (1994). Die zeitliche Abfolge der Trainingsanpassungen im Verlaufe eines Krafttrainings. In P. V. Komi (Hrsg.), *Kraft und Schnellkraft im Sport* (S. 266–276). Köln: Deutscher Ärzte-Verlag.

Morrison, K. M., Dyal, L., Conner, W., Helden, E., Newkirk, L., Yusuf, S. & Lonn, E. (2010). Cardiovascular risk factors and non-invasive assessment of subclinical atherosclerosis in youth. *Atherosclerosis, 208,* 501–505.

Muehlbauer, T., Besemer, C., Wehrle, A., Gollhofer, A. & Granacher, U. (2013). Relationship between strength, balance and mobility in children aged 7–10 years. *Gait and Posture, 37,* 108–112.

Muehlbauer, T., Gollhofer, A. & Granacher, U. (2012). Sex-related effects in strength training during adolescence: a pilot study. *Perceptual and Motor Skills, 115,* 953–968.

Müller, K. J. (1987). *Statische und dynamische Muskelkraft*. Frankfurt: Deutsch.

Myer, G. D., Faigenbaum, A. D., Chu, D. A., Falkel, J., Ford, K. R., Best, T. M. & Hewett, T. E. (2011). Integrative training for children and adolescents: techniques and practices for reducing sports-related injuries and enhancing athletic performance. *Physician and Sportsmedicine, 39,* 74–84.

Myer, G. D., Quatman, C. E., Khoury, J., Wall, E. J. & Hewett, T. E. (2009). Youth versus adult „weightlifting“ injuries presenting to United States emergency rooms: accidental versus nonaccidental injury mechanisms. *Journal of Strength and Conditioning Research, 23,* 2054–2060.

Newton, R. U., Cormie, P. & Cardinale, M. (2011). Principles of athlete testing. In M. Cardinale, R. Newton & K. Nosaka (Eds.), *Strength and conditioning: biological principles and practical applications* (pp. 255–270). Chichester: John Wiley & Sons.

Nichols, D. L., Sanborn, C. F. & Love, A. M. (2001). Resistance training and bone mineral density in adolescent females. *Journal of Pediatrics, 139,* 494–500.

Niessen, M., Marzin, T. & Hartmann, U. (2010). Auswirkungen von Krafttraining bei Kindern und Jugendlichen auf Parameter von Kraft und sportmotorischer Leistung – eine meta-analytische Update-Betrachtung. *Leipziger Sportwissenschaftliche Beiträge, 51,* 110–124.

Oertel, G. (1988). Morphometric analysis of normal skeletal muscles in infancy, childhood and adolescence. An autopsy study. *Journal of the Neurological Sciences, 88,* 303–313.

Olsen, O. E., Myklebust, G., Engebretsen, L., Holme, I. & Bahr, R. (2005). Exercises to prevent lower limb injuries in youth sports: cluster randomised controlled trial. *British Medical Journal, 330,* 449.

Ortega, F. B., Artero, E. G., Ruiz, J. R., Espana-Romero, V., Jimenez-Pavon, D., Vicente-Rodriguez, G., Moreno, L. A., Manios, Y., Beghin, L., Ottevaere, C., Ciarapica, D., Sarri, K., Dietrich, S., Blair, S. N., Kersting, M., Molnar, D., Gonzalez-Gross, M., Gutierrez, A., Sjostrom, M. & Castillo, M. J. (2011). Physical fitness levels among European adolescents: the HELENA study. *British Journal of Sports Medicine, 45,* 20–29.

Ortega, F. B., Artero, E. G., Ruiz, J. R., Vicente-Rodriguez, G., Bergman, P., Hagstromer, M.,Ottevaere, C., Nagy, E., Konsta, O., Rey-Lopez, J. P., Polito, A., Dietrich, S., Plada, M., Beghin, L., Manios, Y., Sjostrom, M. & Castillo, M. J. (2008). Reliability of health-related physical fitness tests in European adolescents. The HELENA Study. *International Journal of Obesity, 32,* 49–57.

Ozmun, J. C., Mikesky, A. E. & Surburg, P. R. (1994). Neuromuscular adaptations following prepubescent strength training. *Medicine and Science in Sports and Exercise, 26,* 510–514.

Padilla-Moledo, C., Ruiz, J. R., Ortega, F. B., Mora, J. & Castro-Pinero, J. (2012). Associations of muscular fitness with psychological positive health, health complaints, and health risk behaviors in Spanish children and adolescents. *Journal of Strength and Conditioning Research, 26,* 167–173.

Parker, D. F., Round, J. M., Sacco, P. & Jones, D. A. (1990). A cross-sectional survey of upper and lower limb strength in boys and girls during childhood and adolescence. *Annals of Human Biology, 17,* 199–211.

Parrett, A. L., Valentine, R. J., Arngrimsson, S. A., Castelli, D. M. & Evans, E. M. (2011). Adiposity and aerobic fitness are associated with metabolic disease risk in children. *Applied Physiology, Nutrition, and Metabolism, 36,* 72–79.

Pate, R. R., Burgess, M. L., Woods, J. A., Ross, J. G. & Baumgartner, T. (1993). Validity of field tests of upper body muscular strength. *Research Quarterly for Exercise and Sport, 64,* 17–24.

Payne, V. G., Morrow, J. R., Jr., Johnson, L. & Dalton, S. N. (1997). Resistance training in children and youth: a meta-analysis. *Research Quarterly for Exercise and Sport, 68,* 80–88.

Pescud, M., Pettigrew, S., McGuigan, M. R. & Newton, R. U. (2010). Factors influencing overweight children‘s commencement of and continuation in a resistance training program. *BMC Public Health, 10,* 709.

Pfeiffer, R. D. & Francis, R. S. (1986). Effects of strength training on muscle development in prepubescent, pubescent and postpubescent males. *Physician and Sportsmedicine, 14,* 134–143.

Pikosky, M., Faigenbaum, A., Westcott, W. & Rodriguez, N. (2002). Effects of resistance training on protein utilization in healthy children. *Medicine and Science in Sports and Exercise, 34,* 820–827.

Potdevin, F. J., Alberty, M. E., Chevutschi, A., Pelayo, P. & Sidney, M. C. (2011). Effects of a 6-week plyometric training program on performances in pubescent swimmers. *Journal of Strength and Conditioning Research, 25,* 80–86.

Ramsay, J. A., Blimkie, C. J., Smith, K., Garner, S., MacDougall, J. D. & Sale, D. G. (1990). Strength training effects in prepubescent boys. *Medicine and Science in Sports and Exercise, 22,* 605–614.

Reuter, K. & Buskies, W. (2003). Sanftes Krafttraining im Schulsport. *Sportunterricht, 52,* 372–376.

Rians, C. B., Weltman, A., Cahill, B. R., Janney, C. A., Tippett, S. R. & Katch, F. I. (1987). Strength training for prepubescent males: is it safe? *American Journal of Sports Medicine, 15,* 483–489.

Robertson, R. J., Goss, F. L., Aaron, D. J., Gairola, A., Kowallis, R. A., Liu, Y., Randall, C. R., Tessmer, K. A., Schnorr, T. L., Schroeder, A. E. & White, B. (2008). One repetition maximum prediction models for children using the OMNI RPE Scale. *Journal of Strength and Conditioning Research, 22,* 196–201.

Rosser, T., Müller, L., Lüthy, F. & Vogt, M. (2008). Basistests SUISSE Sport Test Konzept: Validierung einer sportmotorischen Basistestbatterie für den Schul- und Nachwuchssport. *Schweizerische Zeitschrift für Sportmedizin und Sporttraumatologie, 56,* 101–111.

Round, J. M., Jones, D. A., Honour, J. W. & Nevill, A. M. (1999). Hormonal factors in the development of differences in strength between boys and girls during adolescence: a longitudinal study. *Annals of Human Biology, 26,* 49–62.

Rubley, M. D., Haase, A. C., Holcomb, W. R., Girouard, T. J. & Tandy, R. D. (2011). The effect of plyometric training on power and kicking distance in female adolescent soccer players. *Journal of Strength and Conditioning Research, 25,* 129–134.

Runhaar, J., Collard, D. C., Singh, A. S., Kemper, H. C., van Mechelen, W. & Chinapaw, M. (2010). Motor fitness in Dutch youth: differences over a 26-year period (1980-2006). *Journal of Science and Medicine in Sport, 13,* 323–328.

Sadres, E., Eliakim, A., Constantini, N., Lidor, R. & Falk, B. (2001). The effects of long-term resistance training on anthropometric measures, muscle strength, and self concept in pre-pubertal boys. *Pediatric Exercise Science, 13,* 357–372.

Sailors, M. & Berg, K. (1987). Comparison of responses to weight training in pubescent boys and men. *Journal of Sports Medicine and Physical Fitness, 27,* 30–37.

Sale, D. G. (1988). Neural adaptation to resistance training. *Medicine and Science in Sports and Exercise, 20,* 135–145.

Sale, D. G. (1989). Strength training in children. In C. V. Gisolfi & D. R. Lamb (Eds.), *Perspectives in exercise science and sports medicine* (pp. 165–216). Indianapolis: Benchmark Press.

Sale, D. G. (2003). Neural adaptation to strength training. In P. V. Komi (Ed.), *Strength and power in sport* (pp. 281–314). Oxford: Blackwell.

Sale, D. G., Martin, J. E. & Moroz, D. E. (1992). Hypertrophy without increased isometric strength after weight training. *European Journal of Applied Physiology and Occupational Physiology, 64,* 51–55.

Santos, E. J. & Janeira, M. A. (2011). The effects of plyometric training followed by detraining and reduced training periods on explosive strength in adolescent male basketball players. *Journal of Strength and Conditioning Research, 25,* 441–452.

Shaibi, G. Q., Cruz, M. L., Ball, G. D., Weigensberg, M. J., Salem, G. J., Crespo, N. C. & Goran, M. I. (2006). Effects of resistance training on insulin sensitivity in overweight Latino adolescent males. *Medicine and Science in Sports and Exercise, 38,* 1208–1215.

Shumway-Cook, A. & Woollacott, M. H. (1985). The growth of stability: postural control from a development perspective. *Journal of Motor Behavior, 17,* 131–147.

Siegel, J. A., Camaione, D. N. & Manfredi, T. G. (1989). The effects of upper body resistance training on prepubescent children. *Pediatric Exercise Science, 1,* 145–154.

Steffen, K., Myklebust, G., Olsen, O. E., Holme, I. & Bahr, R. (2008). Preventing injuries in female youth football – a cluster-randomized controlled trial. *Scandinavian Journal of Medicine and Science in Sports, 18,* 605–614.

Stratton, G., Jones, M., Fox, K. R., Tolfrey, K., Harris, J., Maffulli, N., Lee, M. & Frostick, S. P. (2004). BASES position statement on guidelines for resistance exercise in young people. *Journal of Sports Sciences, 22,* 383–390.

Strong, W. B., Malina, R. M., Blimkie, C. J., Daniels, S. R., Dishman, R. K., Gutin, B., Hergenroeder, A. C., Must, A., Nixon, P. A., Pivarnik, J. M., Rowland, T., Trost, S. & Trudeau, F. (2005). Evidence based physical activity for school-age youth. *Journal of Pediatrics, 146,* 732–737.

Szymanski, D. J., Szymanski, J. M., Schade, R. L., Bradford, T. J., McIntyre, J. S., DeRenne, C. & Madsen, N. H. (2010). The relation between anthropometric and physiological variables and bat velocity of high-school baseball players before and after 12 weeks of training. *Journal of Strength and Conditioning Research, 24,* 2933–2943.

Taylor, J. D. & Fletcher, J. P. (2012). Reliability of the 8-repetition maximum test in men and women. *Journal of Science and Medicine in Sport, 15,* 69–73.

Taylor, M. J., Cohen, D., Voss, C. & Sandercock, G. R. (2010). Vertical jumping and leg power normative data for English school children aged 10-15 years. *Journal of Sports Sciences, 28,* 867–872.

Thienes, G. & Austermann, L. (2006). Krafttraining in der Sekundarstufe I: Sanftes Einsatztraining als methodische Alternative? *Sportunterricht, 55,* 324–328.

Thomas, K., French, D. & Hayes, P. R. (2009). The effect of two plyometric training techniques on muscular power and agility in youth soccer players. *Journal of Strength and Conditioning Research, 23,* 332–335.

Thomas, N. E., Baker, J. S. & Davies, B. (2003). Established and recently identified coronary heart disease risk factors in young people: the influence of physical activity and physical fitness. *Sports Medicine, 33,* 633–650.

Treuth, M. S., Hunter, G. R., Figueroa-Colon, R. & Goran, M. I. (1998). Effects of strength training on intra-abdominal adipose tissue in obese prepubertal girls. *Medicine and Science in Sports and Exercise, 30,* 1738–1743.

Tsolakis, C. K., Vagenas, G. K. & Dessypris, A. G. (2004). Strength adaptations and hormonal responses to resistance training and detraining in preadolescent males. *Journal of Strength and Conditioning Research, 18,* 625–629.

van Ingen Schenau, G. J., Bobbert, M. F. & de Haan, F. (1997). Does elastic energy enhance work and efficiency in the stretch-shorthening cycle? *Journal of Applied Biomechanics, 13,* 389–415.

Velez, A., Golem, D. L. & Arent, S. M. (2010). The impact of a 12-week resistance training program on strength, body composition, and self-concept of Hispanic adolescents. *Journal of Strength and Conditioning Research, 24,* 1065–1073.

Vicente-Rodriguez, G. (2006). How does exercise affect bone development during growth? *Sports Medicine, 36,* 561–569.

vom Heede, A., Kleinöder, H. & Mester, J. (2007). Kindgemäßes Krafttraining im Schulsport – Untersuchungsergebnisse. *Haltung und Bewegung, 27,* 11–19.

Vrijens, J. (1978). Muscle strength development in the pre- and post-pubescent age. In J. Borms & M. Hebberlink (Eds.), *Medicine and sport* (pp. 152–158). New York: Karger AG.

Wagner, M., Worth, A., Schlenker, L. & Bös, K. (2010). Motorische Leistungsfähigkeit im Kindes- und Jugendalter. Ausgewählte Ergebnisse des Motorik-Moduls (MoMo-Studie). *Monatszeitschrift Kinderheilkunde, 158,* 432–440.

Wang, Y. & Lobstein, T. (2006). Worldwide trends in childhood overweight and obesity. *International Journal of Pediatric Obesity, 1,* 11–25.

Weeks, B. K., Young, C. M. & Beck, B. R. (2008). Eight months of regular in-school jumping improves indices of bone strength in adolescent boys and girls: the POWER PE study. *Journal of Bone Mineral Research, 23,* 1002–1011.

Weineck, J. (2009). *Optimales Training: Leistungsphysiologische Trainingslehre unter besonderer Berücksichtigung des Kinder- und Jugendtrainings* (16. Aufl.). Balingen: Spitta-Verlag.

Welten, D. C., Kemper, H. C., Post, G. B., Van Mechelen, W., Twisk, J., Lips, P. & Teule, G. J. (1994). Weight-bearing activity during youth is a more important factor for peak bone mass than calcium intake. *Journal of Bone Mineral Research, 9,* 1089–1096.

Weltman, A., Janney, C., Rians, C. B., Strand, K., Berg, B., Tippitt, S., Wise, J., Cahill, B. R. & Katch, F. I. (1986). The effects of hydraulic resistance strength training in pre-pubertal males. *Medicine and Science in Sports and Exercise, 18,* 629–638.

Weltman, A., Janney, C., Rians, C. B., Strand, K. & Katch, F. I. (1987). The effects of hydraulic-resistance strength training on serum lipid levels in prepubertal boys. *American Journal of Diseases of Children, 141,* 777–780.

Wiedner, H. & Pfeiffer, M. (2006). Schnellkrafttraining bei jugendlichen Schwimmern. *Leistungssport, 36,* 41–47.

Woll, A., Kurth, B. M., Opper, E., Worth, A. & Bos, K. (2011). The ‚Motorik-Modul' (MoMo): physical fitness and physical activity in German children and adolescents. *European Journal of Pediatrics, 170,* 1129–1142.

Wong, P. L., Chamari, K. & Wisloff, U. (2010). Effects of 12-week on-field combined strength and power training on physical performance among U-14 young soccer players. *Journal of Strength and Conditioning Research, 24,* 644–652.